DES
FIÈVRES PSEUDO-INTERMITTENTES

SYMPTOMATIQUES

ET DE LEUR DIAGNOSTIC

Avec la Fièvre intermittente légitime

PALUDÉENNE

PAR

Alfred-André CLÉNET,

DOCTEUR EN MÉDECINE DE LA FACULTÉ DE PARIS.

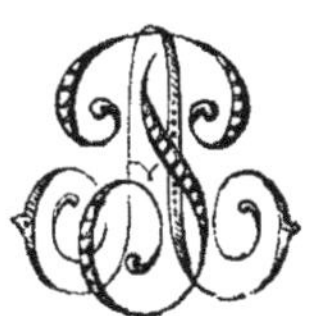

PARIS

A. PARENT, IMPRIMEUR DE LA FACULTÉ DE MÉDECINE

31, RUE MONSIEUR-LE-PRINCE 31

—

1874

DES

FIÈVRES PSEUDO-INTERMITTENTES

(SYMPTOMATIQUES)

Et de leur diagnostic avec la fièvre intermittente
légitime (paludéenne).

DES
FIÈVRES PSEUDO-INTERMITTENTES

SYMPTOMATIQUES

ET DE LEUR DIAGNOSTIC

Avec la Fièvre intermittente légitime

PALUDÉENNE

PAR

Alfred-André CLÉNET,

DOCTEUR EN MÉDECINE DE LA FACULTÉ DE PARIS.

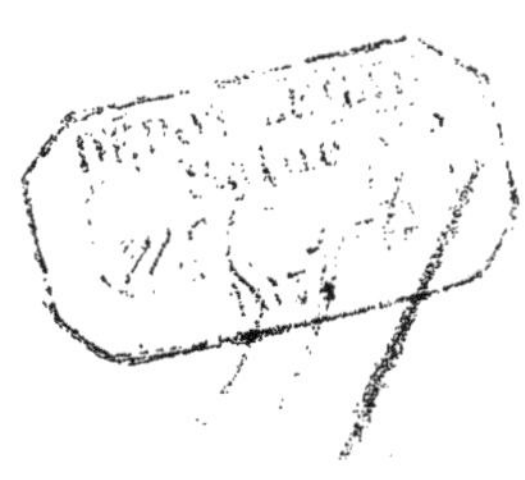

PARIS

A. PARENT, IMPRIMEUR DE LA FACULTÉ DE MÉDECINE

34, RUE MONSIEUR-LE-PRINCE 34

1874

FIÈVRES PSEUDO-INTERMITTENTES

SYMPTOMATIQUES

Et de leur diagnostic avec la fièvre intermittente légitime (paludéenne).

INTRODUCTION.

Nous nous proposions de légitimer l'importance du diagnostic des fièvres intermittentes palustres. Les raisons ne manquent pas. Mais une maladie intercurrente (conjonctivite intense) et l'approche des vacances ne nous ont pas permis de donner cours à notre projet.

Nous offrons à nos examinateurs et à nos juges les éléments de ce diagnostic. Nous avons tracé notre manière de procéder en différents endroits de cette thèse. L'œuvre seulement est incomplète. Telle qu'elle est, elle réprésente une somme de recherches considérables. Le plus souvent dans ce travail nous avons indiqué les sources auxquelles nous avons puisé.

CHAPITRE PREMIER.

Maladies locales.

ARTICLE Ier.— FIÈVRE RÉMITTENTE DES AFFECTIONS DU FOIE.

§ 1. — Affections du parenchyme.

I. *Congestion.* C'est à Monneret que nous devons de bien connaître la fièvre pseudo-intermittente ou même intermittente qui accompagne les congestions du foie. Seulement on ne la constate bien que dans celles à marche aiguë. Dans les congestions chroniques, en effet, les malades ne se plaignent que de *frissons erratiques* diurnes ou nocturnes et d'un peu de malaise en même temps. Néanmoins c'est déjà la fièvre hépatique à son plus faible degré.

Dans les congestions aiguës elle se dessine mieux. Elle présente à étudier :

1ª *L'accès* et ses stades. Le frisson est variable d'intensité. Tantôt vague, erratique, de courte durée, tantôt très-intense d'une demi-heure, d'une heure, tantôt enfin borné à une simple réfrigération des extrémités, il peut même avorter complètement. En place on note de la courbature, de la céphalalgie sus-orbitaire. Le stade de chaleur est très-court. Ce serait même un caractère distinctif selon Monneret. Il est rapidement suivi de sueur.

2° Le moment d'apparition de l'accès : Le frisson quand il existe débute ordinairement dans la soirée ou dans la nuit, de quatre heures du soir à neuf heures du matin.

3° L'intervalle entre les accès: Une fois l'accès passé, le patient recouvre ses forces, le pouls tombe et est quelquefois notablement ralenti, et à part les symptômes digestifs que nous allons décrire, il ne ressent pour ainsi dire aucun trouble de son hyperémie hépatique (Monneret).

Souvent en se mouchant, le malade voit s'écouler quelques gouttes de sang par le nez. Ce phénomène dit critique est important à noter.

Notons aussi que l'intervalle entre deux accès peut être complètement apyrétique. Ce serait là un moyen de diagnostic avec l'hépatite, d'après Luton (de Reims).

Cette intermittence fébrile, dit Monneret, est comme indissolublement liée à la congestion hépatique et se montre constante dans toutes les maladies qui s'accompagnent ou se compliquent de cette congestion.

4° Les phénomènes concomitants (locaux ou fonctionnels) qui ne sont autres que les symptômes de l'hyperémie.

C'est d'abord une *douleur* spontanée qui se montre dans la région épigastrique, surtout dans l'hypochondre droit. Elle peut être quelquefois exactement limitée par la percussion, à l'étendue de l'organe.

Généralement peu intense, elle est moins vive que celle de l'hépatite, et appartient surtout aux congestions à début rapide.

En même temps on note une sensation de gonflement et de tension dans l'hypochondre qui tient à une *augmentation du volume du foie* dont le bord inférieur tranchant et oblique déborde les fausses côtes.

Le phénomène le plus significatif est l'*ictère*. Ici qu'on nous permette une distinction que nous a fait connaître le professeur G. Seé. L'ictère vrai est caractérisé par la présence du pigment biliaire dans les urines. Celui qui est limité à la sclérotique, au pourtour du nez, et qui ne s'annonce pas dans les urines, par une coloration caractéristique, grâce à l'acide nitrique, n'est qu'un ictéroïde. Or, dans la congestion hépatique la suffusion ictérique est généralement minime, mais les urines contiennent presque toujours du pigment biliaire.

Comme conséquences du passage des éléments biliaires dans le sang, nous noterons le ralentissement du pouls, des phénomènes nerveux et hémorrhagiques sur lesquels nous aurons bientôt à nous expliquer. Enfin du côté de l'intestin on observe de la constipation, de la dyspepsie flatulente, etc.

Tel est le tableau classique de la congestion simple observée dans les *cas sporadiques*. La fièvre n'y occupe pour ainsi dire qu'un rang secondaire, mais sous l'influence de certaines constitutions saisonnières et de causes non élucidées, elle va envahir en quelque sorte toute la scène des phénomènes cliniques.

II. *Fièvre bilieuse rémittente* nostras (*fièvre gastrique bilieuse de Monneret, embarras gastrique à forme bilieuse de certains auteurs*).

A l'exemple de Brochin (article État bilieux) nous ne faisons qu'un type nosologique de cette fièvre bilieuse rémittente que Monneret a étudiée sous deux titres différents, car nous ne trouvons entre la fièvre bilieuse rémittente *nostras* et la fièvre bilieuse gastrique aucune distinction importante. Etiologie, symptômes, type de fièvre, traitement, ce sont autant d'éléments qui se ressemblent dans les deux cas.

Un mot sur l'étiologie. La fièvre rémittente bilieuse se manifeste chaque année, à la saison chaude. Il n'est pas de praticien de campagne qui ne sache qu'au moment de la moisson, c'est-à-dire au milieu des ardeurs de l'été, éclatent de préférence les affections à forme bilieuse. Tout travail excessif qui nécessite une grande dépense de forces finit par troubler les fonctions digestives. L'équilibre entre les fonctions de relation et celles de la nutrition organique est rompu au profit des premières ; ce ne peut être sans perturbation dans les sécrétions gastriques et biliaire. L'épidémie de fièvre bilieuse qui s'est manifestée en 1865 dans la caserne de Saint Cloud a eu pour prétexte des travaux et des fatigues exceptionnelles.

La sympathie qui lie la fonction biliaire aux affections des voies digestives se montre aussi au moment de l'automne, à la saison des fruits. L'ingestion de fruits verts, de boissons glacées ou froides quand le corps est en sueur, etc. sont autant de causes hygiéniques qui secondent l'influence de la chaleur et de l'humidité sur l'éclosion des fièvres bilieuses rémittentes.

Caractères de la fièvre gastrique bilieuse.

Après deux à trois jours d'accès fébriles avec exacerbation nocturne et tous les signes d'un état pyrétique général, courbature, malaise, insomnie, se manifestent les symptômes de l'état bilieux. Monneret, en 1861 fit paraître un mémoire dans la Gazette médicale de Paris où il relatait scrupuleusement les phénomènes qui avaient frappé son attention dans la constitution bilieuse ayant régné à Paris de 1856 à 1860. C'est surtout lui qui a mis en relief les symptômes de la gastricité bilieuse. Nous y reviendrons après avoir noté les particularités intéressantes de la fièvre.

Cette fièvre n'est qu'un degré plus élevé de celle que nous avons notée à propos de la congestion hépatique. Elle n'en diffère que par l'intervalle qui sépare les paroxysmes vespéraux ou nocturnes. Ainsi l'apyrexie est rarement complète, à moins que ce ne soit au déclin de la maladie. La peau après la chute quotidienne de la fièvre reste moite, un peu rouge, injectée. Si le pouls est quelquefois considérablement ralenti, il bat ordinairement 72 à 80 pulsations dans la matinée et une partie de la journée. La température s'abaisse aussi ; mais comme le démontre la rougeur de la peau elle ne faiblit pas jusqu'à la normale.

Cette divergence entre le pouls et la température mérite d'être notée : elle implique un ralentissement de l'action du cœur due probablement à l'action des principes biliaires sur le sang. Malheureusement, nous n'avons pas de courbes thermométriques, croyons nous, qui puissent nous mettre à même de noter exactement le degré des oscillations vespéro-matinales du mouvement pyrétique.

Les rémissions du matin sont fréquemment marquées :

1° par une sudation abondante capable, dans certains cas, d'imbiber le linge du malade.

2° par de petites épistaxis, comme nous l'avons remarqué en parlant de la congestion hépatique.

Dans l'après-midi ou la soirée, de trois à neuf heures ordinairement, l'on constate le retour de frissons le plus souvent mal accusés, comme précédemment. Dans les cas épidémiques ces frissons sont répétés dans la journée, et précèdent le redoublement vespéral. Le pouls s'élève dans la fièvre gastrique bilieuse à 80, 90 pulsations. Dans les cas graves, il est plus fréquent et plus petit. En revanche, les phénomènes nerveux prennent un degré d'intensité non proportionnel à celui de la fièvre et à l'abondance des sueurs, dans les cas même bénins.

Monneret a attiré l'attention sur les troubles profonds du système nerveux liés au désordre fonctionnel de l'appareil biliaire. C'est d'abord une céphalalgie continue au début, rémittente plus tard et ne se manifestant dans ce dernier cas que pendant le paroxysme. A la céphalalgie se joignent des troubles sensoriels, des sensations de vertige qui peuvent présenter une grande intensité.

Puis, ce sont des douleurs musculaires, un sentiment de courbature insolite. Dans les cas épidémiques il y a de la *rachialgie*, des douleurs dans les mollets, une anxiété respiratoire extrême. On se croirait en présence d'une fièvre typhoïde ou d'une variole, mais la température reste toujours peu élevée.

Cette prostration, cette faiblesse initiale qui peut aller jusqu'à la syncope, comme cela a été noté dans l'épidémie de la caserne de Lourcine, donnent en effet aux cas graves un cachet typique.

Enfin, on remarque une *insomnie* particulière sur laquelle Monneret, le premier, a attiré l'attention. « Dans tous les cas, écrit-il, où l'appareil biliaire est lésé, soit dans sa fonction, soit dans sa structure, j'ai pu observe l'insomnie, l'agitation nocturne et les rêves ».

C'est à cet auteur, en effet, qu'il appartenait de rattacher la fièvre rémittente gastrique à la *congestion non inflammatoire du foie*, titre de son mémoire de 1861.

Cette hyperémie se révèle par ses signes habituels. (*Sensibilité* à la pression dans la région épigastrique et l'hypochondre droit, *constipation* le plus ordinairement, coloration *subictérique* des sclérotiques et de la région péri-nasale , épistaxis répétées, mais peu abondantes , troubles digestifs variés).

Sans rattacher à l'ictère le caractère rémittent de la fièvre, Monneret s'est efforcé de mettre hors de doute ce fait « que la forme rémittente ou intermittente fébrile est un signe presque constant de la congestion hépatique et des maladies à ictère. » Pour lui, ce type fébrile tient moins à la présence de la bile dans le sang qu'au trouble fonctionnel ou à la lésion originelle de la glande. Il a vu en effet des maladies du foie comme la *cirrhose* et un grand nombre de congestions chroniques sans ictère s'accompagner de rémittence fébrile.

En un mot, le trouble de sécrétion biliaire, qu'il tienne ou non à l'hypérémie, domine l'histoire de la *fièvre rémittente*.

Tous les auteurs ne partagent pas à cet égard les convictions de l'illustre professeur de Paris.

Broussais croyait à la propagation vers le foie d'une gastro-duodénite. Les Allemands ont rajeuni la théorie, en substituant au mot inflammation le terme catarrhe. Pendant quelque temps on a admiré l'invention du bouchon de mucus obstruant le canal cholédoque et amenant ainsi la rétention de la bile. Chose étonnante, le bouchon de mucus aurait été constaté à l'autopsie trois à quatre fois.

Mais bientôt les détracteurs de la théorie germanique n'ont pas manqué. Les objections sont en effet des plus sérieuses et sans réplique, à notre sens.

Si le trouble de la sécrétion biliaire ou la rétention de la bile n'était pas primitif, a-t-on dit, comment se fait-il qu'à chaque digestion le mucus obstructeur ne soit pas balayé par la *vis a tergo* ? Comment se fait-il que ce bouchon ait eu le temps de devenir assez volumineux pour former un obstacle insurmontable au cours de la bile ?

Mais la raison la plus sérieuse qui ait été donnée, selon nous, est celle-ci. On connaît la convergence des canaux excréteurs de la bile et du suc pancréatique au moment de pénétrer dans l'intérieur du duodénum. Comment se fait-il, si l'ampoule de Vater est oblitérée par du mucus, que l'excrétion pancréatique ait encore lieu, puisqu'on ne constate pas une diarrhée graisseuse chez le malade ?

Voilà ce que dit le raisonnement. Des expériences récentes sont venues appuyer son témoignage.

O. Wyss empoisonne un animal avec du phosphore, après avoir fait une fistule au canal cholédoque. L'animal devient néanmoins ictérique. Ebstein répète la même expérience et constate que les conduits biliaires à leur origine sont obstrués par un mucus filant et épais. Le catarrhe s'est propagé des plus fins ramuscules aux gros conduits ; voilà pourquoi le bouchon de mucus a pu se former.

Quant aux troubles digestifs qu'on a pris pour symptômes du catarrhe intestinal, ils en diffèrent par un point capital, c'est le défaut de diarrhée. S'il y a quelques selles glaireuses pour expulser les matières grises, argileuses, quand l'ictère est bien prononcé, il n'en est pas moins vrai qu'on note surtout de la constipation. Quant aux borborygmes, aux gargouillements périombilicaux, ls annoncent de la flatulence qui s'explique bien par 'absence de la bile dans l'intestin, d'où la fermentation fétide des matières féculentes qui y séjournent.

M. Robin, dans son livre *sur les Humeurs*, insiste beaucoup sur le rôle antiseptique de la bile dans l'intestin. Dans l'entérite catarrhale on note aussi un ballonnement léger du ventre qui fait complètement défaut dans les cas les mieux accentués de la fièvre rémittente. Ainsi dans l'épidémie de Saint-Cloud, M. Worms a remarqué « une constipation opiniâtre sans ballonnement » dans les cas légers comme dans les cas graves.

Au reste, notre dessein n'est pas de nier l'existence d'un embarras gastro-intestinal dans les fièvres bilieuses, nous en admettons volontiers la coexistence ; mais nous repoussons le rapport de cause à effet qu'on a voulu établir au profit du catarrhe gastro-intestinal.

Il est une théorie, laquelle se prétend physiologique, qui nous semble bien relier les symptômes groupés autour de la congestion hépatique et de l'ictère en général, c'est celle du passage des acides biliaires dans le sang, ou, dans son sens le plus extensif, de principes de la bile encore mal définis. Dans l'ictère :

1° Il y a d'abord une altération du sang et une tendance particulière de celui-ci aux hémorrhagies ou aux dépôts pigmentaires.

Ainsi s'expliquent les épistaxis dans la fièvre bilieuse rémittente légère, les pétéchies, les ecchymoses observées dans les cas graves épidémiques. Les taches ardoisées sur le tronc, qui ne sont ni des ecchymoses, ni des pétéchies comme Monneret s'en est assuré, sont le résultat des dépôts de pigment sanguin.

2° Sous l'influence de cette altération du sang, ou par le contact spécial des principes biliaires, le système nerveux est atteint. D'où cette fréquence de troubles sensoriels et névralgiques, sur lesquels nous avons appelé l'attention. Le système musculaire lui-même n'est pas épargné. Il y a une prostration et une faiblesse extrêmes dans les membres des animaux mis en expérience.

En même temps le cœur se *ralentit*. L'animal a de l'*anorexie* (1), des nausées, des *vomissements*, ces derniers phénomènes communs à la digitale et au poison biliaire, comme M. Germain Sée l'a fait remarquer dans ses cours de clinique.

Telle est la théorie complète de l'intoxication biliaire autour de laquelle s'agitent encore beaucoup de contre-verses. Nous l'aurions passé sous silence, comme c'était peut-être notre devoir, mais nous avons vu en elle une sorte de formule physiologique qui permet de grouper les symptômes de l'ictère dans un même faisceau et nous l'avons donnée.

Nous rappelons aussi le précepte du même professeur qui veut que toutes les fois que les *vomissements* et l'*ano-rexie* coïncideront, il faut examiner les urines. Le plus souvent l'acide nitrique décélera ou de l'*albumine* ou du *pigment biliaire*.

Conclusion. — Si dans la discussion qui précède nous avons perdu de vue les fièvres bilieuses rémittentes *nostras*, il nous suffit de savoir que l'ictère est un des phénomènes constants de leur tableau clinique, pour que nous puissions résumer en peu de mots leur histoire.

1º La fièvre rémittente liée aux troubles de la fonction hépatique se fait remarquer par l'irrégularité des accès, qui ont lieu le soir et la nuit. A son déclin, ou dans sa forme légère, il peut y avoir une apyrexie véritable entre deux exacerbations fébriles si nous en jugeons

(1) Ainsi après l'ictère l'appétit ne renaît que lentement, un état saburnal et une sorte de dégoût pour les aliments persiste assez longtemps et les amers et les purgatifs ont bien de la peine à en triompher.

par le pouls. Généralement, même dans les intermissions, la peau est rouge, un peu chaude, et le pouls, qui est tombé à sa moyenne ordinaire, est le plus souvent ralenti par le fait de l'ictère ou de la stupeur cérébrale, et doit être, s'il est à 70, considéré encore comme un pouls fébrile.

Cette persistance de la fièvre entre les accès constitue comme on sait, un des éléments principaux du type rémittent.

La fièvre rémittente bilieuse est quotidienne, à exacerbation vespérale.

2° Un de ses éléments essentiels est l'ictère, à un degré variable;

3° A l'ictère peuvent se rattacher une série de phénomènes digestifs nerveux, hémorrhagiques dont quelques uns présentent une intensité insolite;

4° Selon Monneret, les symptômes fièvre *rémittente* et *ictère* doivent être attribués au trouble de la fonction hépatique. Selon d'autres, l'état catarrhal expliquerait tout. Enfin, un groupe assez nombreux de médecins considère la fièvre comme rémittente bilieuse *nostras* comme relevant de l'influence paludéenne.

III. — *De la fièvre pseudo-intermittente dans l'Hépatite suppurée.*

L'hépatite suppurée est rare dans nos climats, mais dans les pays chauds où l'on fait abus des épices et des alcooliques, cette affection est assez fréquente. Elle apparaît assez généralement dans le cours d'une dyssentérie ou d'une fièvre intermittente. On a voulu établir une relation de causalité entre l'élément paludéen , la dysentérie et l'hépatite.

La fièvre qui se présente dans cette dernière affection n'offre pas un type unique. Nous distinguerons trois catégories de faits au point de vue du mouvement pyrétique.

1° Il est des cas où la fièvre n'existe pas au début et n'apparaît qu'au moment de la suppuration ;

2° D'autres fois ce mouvement fébrile simule les intermittences de la pyrexie paludéenne quotidienne, tierce, quarte. Il semble qu'alors l'inflammation du foie ait réveillé dans l'économie l'influence palustre qui l'imprègne, ou que la fièvre paludéenne ait provoqué elle-même l'inflammation du foie par un mécanisme qui nous est inconnu ;

3° Enfin le type rémittent continu se montre avec les mêmes frissons erratiques que nous avons signalés en parlant des congestions chroniques du foie, seulement l'intensité des paroxysmes rémittents dans l'hépatite sert à la distinguer de l'hyperémie même aiguë.

Quant à la douleur hépatique , elle est plus vive que dans la congestion et manque bien moins souvent. Il y a une exagération de cette douleur au moment du frisson, c'est-à-dire lorsque le sang reflue de la périphérie vers les viscères. L'augmentation du volume du foie est plus considérable à la palpation et à la percussion que dans l'hyperémie. Il y a enfin des troubles digestifs , de la dysentérie surtout , presque jamais de l'ictère.

§ 2. — Affections des voies biliaires.

A. *Inflammation (angiocholite)*. — Nous laissons de côté l'angiocholite catarrhale ou idiopathique qui est presque

Clénet.   2

toujours apyrétique. Notre attention se fixera sur celle qui est symptômatique et suppurative.

La cause générale de cette forme d'angiocholite est la présence de corps étrangers (calculs, entozoaires) dans les voies biliaires. Comme lésions consécutives il se forme : 1° une série de dilatations sacciformes petits, foyers ampullaires où la bile est mélangée à du muco-pus;

2° Quand la distension exagérée des conduits hépatiques a amené leur rupture, il se produit autour des liquides extravasés dans le parenchyme, une petite inflammation qui suppure.

Tel est le mécanisme des petits abcès biliaires et parenchymateux qui a été l'objet d'une communication à la société de biologie par M. Joffroy.

Nous devons à M. Magnin (*Thèse de Paris*, 1869) une bonne description de la fièvre symptomatique de l'angiocholite suppurative. Nous lui en empruntons les principaux traits, que nous ferons suivre d'un fragment d'observation publié dans le *Progrès médical* (n° 19, 2ᵉ année).

La fièvre intermittente symptomatique est, avec la colique hépatique, l'un des phénomènes initiaux de la maladie. Nous allons considérer, comme toujours, l'accès en lui-même, et le rapport des accès entre eux ou leu périodicité.

1° *Accès.* — L'accès est en général marqué par les trois stades habituels, mais il n'est pas rare de voir les deux derniers stades manquer. Le frisson coïncide avec une accélération du pouls et une élévation de la température qui peut dépasser 40 degrés (Magnin).

Heure du frisson. — Le frisson peut avoir lieu dans

l'après-midi, comme dans l'observation que nous allons;
citer, mais le plus généralement c'est le soir ou la nuit.
Au reste, il est impossible d'établir une règle à ce sujet
la fièvre étant très-irrégulière dans ses allures.

2° *Périodicité, apyrexie.*— Au début l'apyrexie est complète ; la fièvre est réellement intermittente. Les accès
se reproduisent à longues périodes et correspondraient
aux types octan, septan, etc., des anciens auteurs si leur
périodicité était régulière. Mais à mesure que la maladie fait des progrès, elle tend à prendre le type continu
rémittent; seulement, même dans ce cas, elle présente
des oscillations irrégulières qui éloigneront l'idée d'une
intermittente quotidienne à exacerbation vespérale.

3° *Phénomènes concomitants.* — Ce sont ceux de la colique hépatique, car leur raison d'être, comme dans ce
paroxysme, se trouve dans l'obstruction des voies biliaires.

En général la colique hépatique précède la fièvre.
Dans l'observation recueillie dans le service de M. Hayem
par son interne M. Graux. à laquelle nous faisions allu-
sion il n'y a qu'un instant, la malade a présenté avant
les premiers frissons, quatre accès de coliques hépatiques.—C'est à partir du troisième que les vomissements
se sont manifestés. L'ictère s'est montré après chaque
accès , mais il n'est pas constant. Nous n'insistons pas
davantage sur les symptômes qui dépendent de l'ictère,
nous ne nous sommes étendu que trop longuement à leur
sujet.

C'est à la suite d'une jaunisse qui a duré plus longtemps que les autres , au moment où celle-ci était de
beaucoup améliorée , que la fièvre est apparue pour la
première fois.

En même temps que le premier frisson, la malade a ressenti dans le côté droit une vive *douleur*, et des *vomissements* se sont produits.

Chose remarquable, les accès se sont succedé avec une périodicité régulière pendant une quinzaine. Chaque après-midi survient un « frisson variable d'intensité, d'une durée de cinq à vingt minutes auquel succèdent de la chaleur et une transpiration très-abondante ; l'accès complet durant une heure et demie à deux. »

La pyrexie semble obéir au type rémittent. Voici quelques températures qu'on a prises durant cette période :

1° Le matin (abattement quelquefois vomissements). 37° et quelques dixièmes (4. 6. 8.). Eu égard à l'affaiblissement de cette femme, c'était déjà là une température un peu élevée pour une température matinale.

2° Le soir. (Douleur dans l'hypochondre au moment du frisson.

La température oscille entre 39°5 et 38°2. Le pouls est à 100, 125.

Le type continu rémittent à température peu élevée est fréquent, comme nous le verrons dans la fièvre hectique. Nous serions disposé à ranger sous ce titre le type quotidien que nous analysons en ce moment beaucoup trop régulier pour appartenir à une angiocholite ordinaire, ou plutôt la fièvre hectique nous semble expliquer ce mouvement continu fébrile du déclin de la maladie, laquelle se fait remarquer par l'irrégularité de ses rémissions.

La suppuration chronique des voies biliaires, l'allanguissement des fonctions digestives qui en est la conséquence, semblent vérifier cette supposition (1).

____

(1) La fièvre continue rémittente de forme hectique se remarque à la

Quant à la femme qui a été le sujet de cette observation, elle est morte de péritonite, à la suite de ponctions nécessitées par la présence d'un kyste hydatique reconnu à la palpation. Ce kyste de grandes dimensions communiquait avec d'autres plus petits. L'un d'eux obstruait complétement le canal cholédoque.

B. *Coliques hépatiques*. F. *Intermittente symptomatique.* — Trousseau, Wolff, Frerichs, ont signalé cette forme de fièvre. M. Magnin en a fait une étude très-complète, à laquelle nous n'avons rien à ajouter.

D'après ce dernier auteur, l'accès commence par un frisson quelquefois très-intense.

« On a vu ce frisson s'accompagner d'une élévation de température contrale qui peut aller jusqu'à 42°5. En même temps tout le corps du patient est algide, ses lèvres cyanosées, sont teint livide. Le pouls est à 120. » Dans le cas de Frerichs, la température marque 40°5 et descend à 38° au quatrième accès, qui a été le dernier, la malade ayant rendu le calcul dans une selle.

Ce frisson est souvent suivi de chaleur et de sueur : mais on peut observer l'absence de chacun de ces trois stades, surtout de la sueur.

Au début de l'accès, et même le précédant, survient une vive douleur dans l'hypochondre, à l'épigastre ou aux lombes laquelle présente, comme irradiation ordinaire, un endolorissement dans l'épaule ou vers la pointe de l'omoplate, du côté droit.

A la douleur se joignent des vomissements, plus tard de l'ictère et les phénomènes d'obstruction biliaire.

dernière période. — La première période se compose d'accès intermittents atypiques et à longue période.

Telle est la *premiere catégorie* de faits complets. Que les frissons se montrent dans ce cas il n'y pas d'hésitation.

2° Mais, chez les vieillards surtout, il n'est pas rare de voir manquer l'*ictère*. Le diagnostic devient embarrassant. Dans ce cas la colique hépatique pourra encore guider le praticien.

3° Enfin, on peut voir manquer la douleur hépatique elle-même ; la présence du calcul dans les voies biliaires ne se révélera que par un simple frisson.

4° D'autres fois, il peut y avoir alternances entre ces différentes manifestations morbides chez le même individu.

Ainsi on peut observer, un jour un frisson ; un autre, une simple douleur dans l'hypochondre droit ; enfin plus tard, un véritable accès de colique hépatique. »

A ce point de vue l'observation VI de M. Magnin, due à l'obligeance de M. Charcot, est d'un grand enseignement. Jamais dans ce cas il ne se manifesta d'ictère. On ne nota d'abord comme symptômes que des accès de fièvre à périodicité tout à fait irrégulière, revenant, à des intervalles variables (7 jours, 12 jours, etc.). Les douleurs dans l'hypochondre droit et les vomissements ne parurent que plus tard. Il y eut aussi un accès de colique hépatique avec très-grande agitation. Là se borne tout le tableau symptomatique.

On comprend combien il faut d'attention au diagnostic pour ne pas errer dans des cas semblables.

La fièvre symptomatique avec l'irrégularité dans leur succession, éclairera le diagnostic :

Elle varie d'un jour à l'autre et si elle se présente quelquefois à la même heure, elle ne suit aucune règle à cet égard.

Toutefois on peut dire que les paroxysmes éclatent de préférence quelques heures après le repas , alors que le contact des aliments excite la sensibilité intestinale au voisinage de la papille du canal cholédoque. C'est en ce moment en effet que la contractilité des conduits biliaires et des parois de la vésicule est particulièrement sollicitée.

Au reste elle se présente fréquemment dans l'après-midi , le soir , ou la nuit.

A quoi est due cette fièvre ?

Il y a deux théories possibles :

1° La théorie *nerveuse* dont Hirtz est un des partisans. Cet auteur croit que la sensibilité des canaux excréteurs de la bile peut être excitée au point de se réfléchir sur les centres vaso-moteurs et amener la fièvre. L'irritation intermittente des extrémités des nerfs sensitifs règlerait l'intermittence de la fièvre.

Un fait analogue serait cette fièvre pseudo-intermittente, déterminée par la présence de lombrics dans l'intestin.

D'ailleurs le frisson est fréquemment précédé d'une violente douleur qui lui survit et aussitôt le thermomètre peut monter à 40°5.

2e Théorie (septicémique) est celle de Leyden, M. Charcot l'a adoptée.

Magnin l'expose d'après les leçons faites en 1869 à la Salpêtrière.

Nous laissons la parole à ce dernier : « Nous croyons avec lui (M. Charcot), hypothétiquement, c'est vrai, qu'il y a relation complète entre les accidents de la migration des calculs et ceux de l'angiocholite. Dans le premier cas, il y aurait une simple éraillure de la paroi interne des conduits biliaires par un calcul donnant accès à des produits septiques qui engendrent un commencement d'intoxication, laquelle se révèle par des frissons observés à des intervalles plus ou moins éloignés. Que les produits biliaires présentent, un degré d'altération plus avancé (angiocholite suppurative), ces produits septiques s'introduiront plus facilement encore dans l'économie, et alors ces accès fébriles, d'abord intermittents, deviendront continus, s'accompagneront des accidents d'intoxication par les substances putrides, tels que délire, diarrhée, coma, et entraîneront fatalement la mort. »

ARTICLE II.— DE LA FIÈVRE INTERMITTENTE SYMPTOMATIQUE DANS LES MALADIES DE L'APPAREIL URINAIRE.

§ 1. — Maladie du rein.

Elle a été signalée par Rayer dans sa monographie. « La néphrite, dit-il, est souvent annoncée par un frisson suivi de chaleur et de sueur qui se reproduit à des époques assez régulières pendant plusieurs jours et est souvent accompagnée de symptômes qui ont pu faire croire à une fièvre intermittente pernicieuse. » Même remarque au sujet des néphrites latentes sans douleur à la région des reins.

Les différents auteurs qui sont venus depuis n'ont fait que préciser davantage l'existence de la fièvre. Citons Rosenstein, Malherbe, Grisolle, Jaccoud, etc.

I *Néphrite.*

C'est surtout dans le *Nephrite interstitielle* que la fièvre intermittente a été constatée.

A. Dans la *forme aiguë* la scène pathologique s'ouvre

par un frisson assez intense , par une sensibilité locale
spontanée ou provoquée par la pression , laquelle peut
présenter les irradiations douloureuses de la colique
néphrétique ; enfin, par des vomissements bilieux ou
muqueux.

Les vomissements peuvent manquer.

En même temps l'urine est diminuée de quantité,
l'exsudat inflammatoire comprimant les tubuli et les glomérules. Il n'est pas rare aussi de constater du côté de
la vessie le *ténesme* et les faux besoins de la cystite aiguë.

Cependant la fièvre persiste ; avec elle, son cortége ordinaire de troubles digestifs (bouche mauvaise, constipation, etc.), auquel se joint ordinairement un état *nauséeux*
peu habituel. Cet état nauséeux se rencontre aussi dans
les affections du foie.

La maladie peut s'acheminer vers la suppuration ou
tuer le malade auparavant par le fait de l'insuffisance
urinaire.

Dans le premier cas, des frissons irréguliers se répètent plusieurs fois dans la journée. Le malade ressent au
niveau du rein lésé une douleur pulsative ; rarement
l'abcès se révèle par une fluctuation même douteuse. La
marche de l'abcès peut être assez rapide, et quinze jours
suffirent à la collection du pus en foyer. Ou bien, l'abcès
suit une marche chronique avec ou sans tendance à l'é-
vacuation ; il entretient une fièvre hectique qui conduit
le patient à la mort par les progrès de la consomption et
du marasme (phthisie rénale, Jaccoud).

Si le malade est tué avant la suppuration, la sécrétion
urinaire fait presque complétement défaut, et la fièvre
prend un caractère typhoïde fort bien noté par Grisolle.
« Quand les symptômes graves de malignité ou de putri-

dité se produisent, ce qui est rare, on remarque le coma, le délire, la prostration. Les dents et la langue sont fuligineuses, et les redoublements fébriles simulent des accès de fièvre rémittente pernicieuse. Ces accès ne se rencontrent guère que dans les néphrites doubles où la sécrétion urinaire est suspendue, » car le rein sain ne peut alors suppléer au rein malade.

Ainsi, dans le cas de suppuration, la fièvre persiste avec des redoublements nocturnes, des frissons irréguliers et des sueurs (Grisolle), ou bien, s'il y a anurie, la fièvre prend en plus un caractère adynamique et est suivie d'un coma profond et d'accidents typhoïdes. Dans ce dernier cas, le malade meurt par *ammoniémie* Jaccoud).

La néphrite suppurée peut être déterminée par un traumatisme de la région rénale (contusion du rein, etc.) ou une rétention d'urine, ou enfin la propagation d'une phlegmasie des voies urinaires inférieures, très-rarement par le froid humide.

B. La néphrite interstitielle *à forme lente*, est presque toujours consécutive à une affection calculeuse (pyélonéphrite) ou à une affection des voies urinaires inférieures. C'est ainsi qu'à la suite des cystites on observe les lésions rénales suivantes :

1° Hypérémie ;

2° Néphrite suppurative, surtout si l'émission des urines a été brusquement entravée ;

3° L'atrophie scléreuse qui étouffe les tubuli et atrophie les réseaux capillaires des glomérules ;

4° Les uretères sont injectés, épaissis, et même dans un cas leur calibre a pu atteindre celui de l'intestin grêle (Vallette).

Dans la néphrite chronique, la fièvre est souvent *intermittente au début* et peut présenter les deux terminaisons principales de la forme précédente :

1° La suppuration à longue échéance. Ou l'abcès s'évacue ou bien la fièvre revêt l'hecticité ;

2° *L'urémie* par résorption (ammoniémie, Jaccoud), surtout si la néphrite coïncide avec une lésion de la vessie ou de la prostate. Le pronostic est bien plus grave que dans la forme précédente, car c'est chez les vieillards, les paralytiques et ceux qui sont affectés d'un rétrécissement uréthral avec rétention *partielle* d'urine, que la maladie présente la plus grande gravité et la marche la plus rapide (Jaccoud).

Dans la forme chronique, les douleurs lombaires sont très-variables de forme et d'intensité ; elles peuvent même manquer assez souvent. Les urines ne sont presque jamais purulentes ; elles sont troublées par les phosphates et réagissent neutre ou alcalin (Rayer). La diminution d'urine est généralement en rapport avec les difficultés d'excrétion qu'oppose la vessie.

M. Malherbe (thèse de 1872) a attiré l'attention sur les *vomissements* souvent répétés et quelquefois incoercibles qui peuvent se présenter même dans la forme chronique ; mais il faut dire que les nausées et les envies de vomir sont bien plus fréquentes que les vomissements véritables.

II. *Pyélite* (pyelo-néphrite, néphrite calculeuse). Si la pyélite est déterminée par les calculs, elle est aussi consécutive :

1° Aux phlegmasies des voies urinaires, surtout la blennorrhagie (Jaccoud) ;

2⁰ A la rétention d'urine, qui décomposée, irrite la muqueuse des uretères et des bassinets (Jaccoud).

La pyélite, par la suppuration prolongée, conduit à la fièvre hectique et peut, dans ce cas, déterminer des accidents fébriles intermittents. Il s'y joint aussi le plus souvent un certain degré de néphrite.

III. *Phlegmon périnéphrétique*. Dans cette affection, la fièvre est constante et revêt fréquemment le type intermittent (Jaccoud). Trousseau (dans sa Clinique) a été plus explicite : « Au commencement, dit-il, quelquefois avant même la douleur, la fièvre éclate avec une élévation de température. La réaction fébrile continue avec paroxysmes et frissons qni se répètent une à plusieurs fois par jour. Quelquefois à ce frisson se joint de la chaleur, puis de la sueur. »

Résumé. Dans les maladies du rein, la fièvre peut se manifester à différents moments :

1° Au début de l'inflammation (dans la néphrite aiguë, le phlegmon périnéphrétique).

2° Elle ne revêt le caractère intermittent mal défini que dans deux cas :

1° Au moment de la suppuration et tant que celle-ci persiste ;

2° Quand il y a anurie presque complète, on observe en outre des accidents pernicieux.

Comme symptômes concomitants nous noterons :

1° Troubles de l'excrétion urinaire ;

2° Douleur rénale, surtout violente, dans le phlegmon périnéphrétique, moins dans la néphrite aiguë ; peu ou point dans la forme lente ;

3° Nausées, vomissements quelquefois incoercibles.

§ 2. — De la fièvre dans les maladies des voies urinaires inférieures et les opérations qu'elles peuvent nécessiter.

Nous adoptons complétement les opinions de M. Malherbe à ce sujet; nous nous réservons seulement le droit de discuter la partie théorique de sa thèse.

En général, la fièvre se note dans les maladies où il y a stagnation de l'urine :

1° Rétrécissements de l'urèthre, qui rendent la miction difficile ;

2° Hypertrophie de la prostate ;

3° Cystite calculeuse. Dans la cystite aiguë, on peut noter une fièvre, même intense ; mais tant que la vessie se vide bien, la forme intermittente ne se manifeste pas. Dans la cystite chronique, la maladie est toujours apyrétique, à moins de complication urineuse (infiltration). Dans la phlegmasie qui se borne au col, c'est à peine si l'on observe une légère réaction fébrile à type continu, avec une légère exacerbation le soir (quelques dixièmes d'élévation de la température) ;

4° On note aussi de la fièvre intermittente lors de la phlegmasie des uretères, irrité par une urine stagnante et décomposée.

A part les cas ci-dessus, on n'observe plus de mouvement fébrile que dans les cas où il se forme des abcès autour d'infiltrations urineuses dans le tissu cellulaire ; mais alors la fièvre change de caractère et ne présente ni les symptômes gastriques, ni la forme pernicieuse de la fièvre pseudo-intermittente qu'on observe dans les cas où il y a stagnation d'urine. Toutefois il peut y avoir coïncidence de ces deux pyrexies.—Nous ne nous étendrons que très-peu sur le mouvement pyrétique qui suit les opérations sur les voies urinaires. On l'observe après le *cathétérisme ;* mais c'est surtout après la *taille* et la *litho-tritie*, qu'on a noté des accidents fébriles même perni-cieux. Dans l'uréthrotomie interne et la divulsion, la fièvre est ordinairement légère, peut-être d'origine trau-matique. En tout cas, les accès pernicieux sont rares.

C'est après ces quelques notions étiologiques que nous allons entrer dans la description de la fièvre pseudo-in-termittente des voies urinaires.

On peut distinguer, avec MM. Malherbe et Girard, deux formes principales :

1° La *forme aiguë* à *grands accès irréguliers*, qui peut re-vêtir les aspects bizarres et nombreux de la fièvre perni-cieuse paludéenne, au point que *Phillips* a pu distinguer des variétés comateuse, tétanique, sudorale, choléri-forme, névralgique, etc.

Malgré les symptômes effrayants qu'on voit surgir dans cette forme, le pronostic n'est pas grave en général.

Elle se montre surtout à la suite des grandes opéra-tions sur les voies urinaires, quelquefois même après le cathétérisme, surtout si le sujet est nerveux et le rétré-cissement reculé.

2° La forme lente ou chronique à type rémittent, qui est surtout en rapport avec les lésions organiques an-ciennes. Les malades sont généralement épuisés et la réaction peu franche. Néanmoins, cette forme lente peut présenter par intervalles de grands accès qui tranchent sur l'ensemble des symptômes. La forme lente est de beaucoup la plus grave des deux.

I. *Forme aiguë à grands accès irréguliers.*

Nous allons examiner successivement les accès et les intervalles qui les séparent :

1° *Accès.* — Une ou deux heures après l'opération, fréquemment le soir, plus rarement le lendemain ou le surlendemain, le malade éprouve un frisson.

A = Frisson. — Peut durer deux heures et présenter tous les degrés intermédiaires qui conduisent de la simple horripilation, du froid dans le dos jusqu'au tremblement de tout le corps et à l'algidité. Ainsi, sur quatre grands accès que nous avons notés dans l'observation IX de la thèse de M. Magnin (laquelle observation a pour titre : *Fièvre intermittente symptomatique d'une cystite chronique*). Il y a eu une fois « un frisson intense avec refroidissement des extrémités, face grippée, pouls fréquent et petit, peau cyanosée avec un tremblement général de tout le corps. » Une autre fois, le frisson a été plus accentué encore : « il était accompagné d'envies de vomir et d'algidité. Cet accès dura trois heures, et on eut beaucoup de peine à réchauffer le malade. » Au troisième grand accès, M. Charcot trouva le patient avec une figure altérée, la voix éteinte, la langue sèche ; envies de vomir mais sans algidité des mains. » Au dernier, la veille de la mort, il y eut seulement « de l'algidité des mains, mais pas de frisson. »

En même temps que l'accès et ne cessant guère qu'avec lui, se manifestent des envies de vomir, et des vomissements d'abord alimentaires puis bilieux, en général assez faciles. Ils se reproduisent quelquefois à intervalles très-rapprochés, ce qui les a fait comparer aux vomissements de l'urémie (Dolbeau).

Température pendant le frisson. — Nous en sommes réduit à cette proposition de Wunderlich : « La température est en général très-élevée, à moins qu'il y ait coexistence de frissons nerveux, tels que dans le cathétérisme. » Malherbe, dans un cas, a noté une chaleur normale ; dans l'autre cas (il n'a pu en noter que deux) il y avait une élévation de la température. Girard a trouvé une fois 39° 5. Ces derniers observateurs s'accordent pour considérer la question comme non fixée.

B $=$ *Chaleur.* — Le stade de chaleur correspond à l'acmé de la température ; il est généralement de peu de durée et n'est pas toujours en rapport avec l'intensité du frisson.

Le thermomètre peut dépasser 41° et le pouls battre 140 et 160 pulsations, comme l'a vu Malherbe.

Phénomènes qu'on observe dans ce stade. — La langue est sale, la soif variable ; mais il y a trois phénomènes qu'on doit retenir : le *vomissement*, la *diarrhée*, la *diminution* ou la suppression des urines. Quand celles-ci sont excrétées au dehors, elles ne contiennent généralement pas d'albumine, à moins qu'il n'y ait du sang ou du pus.

Les troubles nerveux sont ceux de l'adynamie, une prostration profonde, un malaise général, des douleurs vagues dans les membres, quelquefois une *douleur lombaire* (Malherbe). Dans le cas de Charcot, l'absence de douleur rénale est formellement indiquée.

C. Sueur. — Avec la sueur qui, dit-on, peut avoir une odeur urineuse, arrive la détente de la fièvre. La courba-

ture et la douleur disparaissent. Il n'y a là rien de parti-
culier à noter.

Comme phénomènes critiques, remarquons l'abondance des *sueurs* (Perdrigeon), les *épistaxis* (Malherbe),
quelquefois la *diarrhée*. Néanmoins, nous ne savons trop
si les épistaxis méritent bien ce nom ; elles ont coïncidé
avec une légère élévation de température.

Heure des accès. — Si les accès se présentent plusieurs
jours de suite, ils viennent généralement le soir ; c'est le
cas le plus fréquent.

Dans les accès isolés et de courte durée, on peut dire
que le *fastigium* est atteint à un moment variable de la
journée.

2° *Type de la fièvre. Marche.* — En général, quand la
fièvre succède à une manœuvre ou à une opération sur
les voies urinaires, l'élévation de la température a une
tendance à revenir plusieurs jours de suite. C'est surtout
le type quotidien qu'on observe alors. Plus tard les accès
s'éloignent, et l'on voit se manifester les types tierce,
quarte et même octan. Malherbe en a vu des exemples.

Le même observateur a établi, le thermomètre en
main, qu'il n'y avait pas entre les accès de véritable
apyrexie, que la température restait toujours alors un
peu plus élevée que la normale.

On peut donc conclure avec lui qu'il n'y a pas de fièvre
véritablement intermittente dans les maladies des voies
urinaires, ou du moins que c'est une exception très-rare,
si elle existe.

La périodicité, dans l'invasion des accès, est aussi
très-irrégulière. « Dans aucun de nos tracés il n'y a de

Clénet.   3

fièvre revenant régulièrement », écrit Malherbe, et il y a
plus de cinquante tracés !

II. Forme chronique et rémittente de la fièvre urinémique.

Cette forme, où la continuité de la fièvre est accentuée,
se voit chez les individus affaiblis, les vieillards le plus
souvent. Elle dénote aussi une lésion organique plus profonde. En tout cas, elle comporte un pronostic fâcheux,
sinon toujours fatal.

La forme lente présente deux variétés principales :

1. Chronique présentant de temps en temps des accès complets.
(Empoisonnement aigu de Girard).

Voici un exemple que nous empruntons à cet auteur :

OBSERVATION. — Un vieillard de 70 ans, affecté d'une
hypertrophie de la prostate, vient à l'hôpital pour se faire
sonder. Le cathétérisme est pratiqué quatre jours de
suite sans que rien n'annonce la fièvre ; pourtant il y a
eu des fausses routes. Les urines sont normales. On laisse
la sonde à demeure. Les urines deviennent purulentes.
Le soir même, premier accès complet (39°). Le lendemain la sonde est enlevée. Nouvel accès moins violent
(38° 5).

3e jour. On constate une douleur vésicale au moment
de l'introduction de la sonde, le cathétérisme est très-
difficile. La même manœuvre, répétée le soir, fait saigner
le canal. Pas de vomissement. Pas d'accès vespéral. La
température reste ce qu'elle était (38°).

4e jour. La douleur augmente d'intensité ; on se décide
à laisser la sonde en place. Le soir même la fièvre repa-
raît (38° 5). En même temps, phénomènes nerveux adyna-
miques (délire tranquille, soubresauts de tendon. Lèvres

sèches, fuligineuses). A minuit, mort. (L'autopsie n'a pas été faite).

Nous ferons remarquer dans cette observation un seul point, c'est qu'à partir du moment où l'urine est devenue purulente, les accès de fièvre se sont prononcés.

Cette observation appartient à la forme chronique ou lente de la fièvre, à cause du peu d'élévation de la température.

Généralement, quand les grands accès tranchent sur le peu d'élévation du mouvement fébrile, à côté d'eux, se montrent d'autres accès plus petits, qui se répètent une à deux fois par jour, et qui rappellent les frissons irréguliers et répétés de la pyohémie.

L'observation de M. Charcot (thèse de Magnin, p. 67), à laquelle nous avons emprunté la description des grands accès, en est un exemple fort remarquable. Nous la résumons :

Obs. II. — Cystite chronique. — F. intermittente symptomatique, chez un vieillard. — Urines habituellement glaireuses. Santé affaiblie et relativement bonne,

1er jour. Sans cause connue, invasion d'un grand frisson. Légère sueur. Début. Midi et demi.

2e jour. Matin. Apyrexie. — Soir. Deux nouveaux frissons.

3e jour. Apyrexie. Malade abattu. Anorexie.

4e jour. Matin (10 h.). Froid sans tremblement. Légère sueur. — Soir (11 h.). Nouveau frisson (grand accès d'algidité. Envies de vomir). On a de la peine à réchauffer le malade.

5e jour. Matin. Grande transpiration. Pouls à 100. — Soir. Apyrexie.

Pour la première fois, le malade accuse *uné douleur* à la base du canal de l'urèthre, au niveau de la vessie. *Il ne souffre nullement de la région rénale.*

Urines rares (200 grammes), d'odeur fétide, contenant un pus glaireux.

6ᵉ jour. Pas de frisson, léger accès de fièvre (2 h. du matin). Urines peu abondantes, mais toujours purulentes.

7ᵉ jour. Matin, apyrexie. Pouls à 76. Urines *plus abondantes*, laissant déposer du pus. Langue blanche. — Vers 2 h. de l'après-midi, grand accès. Voix éteinte, langue sèche, envies de vomir. Urines glaireuses, laissant déposer une couche purulente verdâtre, en même temps qu'elles dégagent une odeur ammoniacale très-prononcée.

Nous ne prolongerons pas davantage la citation. Il nous suffira de remarquer que la fièvre intermittente a cessé, à dater du jour où une parotide s'est développée, et qu'on ne peut, par conséquent, l'attribuer à l'inflammation de la glande de ce nom.

Le malade est mort dans un état typhoïde. L'autopsie n'a pas été faite.

2ᵉ variété. — Fièvre typhoïde lente sans grands accès (empoisonnement chronique de Girard).

Le cas le plus ordinaire est celui-ci : après quelques grands accès, une amélioration insidieuse se manifeste, et la fièvre mine sourdement le malade, à l'insu de son médecin, mais non à l'insu du thermomètre qui la démasque.

Les malades, en effet, ont l'air sans fièvre, mais ils s'amaigrissent peu à peu. L'inappétence se montre, la langue se sèche ; arrivent les vomissements. Dans l'intervalle, il y a presque toujours un *état nauséeux*. Cependant le pouls est modéré, il est un peu plus fréquent que d'habitude, mais cette fréquence n'étonne pas chez un anémique.

La température monte un peu chaque soir et redescend le lendemain au-dessous de la normale. C'est exactement comme dans la fièvre hectique arrivée à sa dernière période. « Température hyponormale le matin et fébrile le soir. C'est le type, dit Hirtz, de la fièvre chronique en général ; c'est le type de la combustion lente portant sur un organisme appauvri, dont la température habituelle serait au-dessous de 37°. Dans ces conditions, la réaction du soir ne peut donner des chiffres élevés ».

Si la terminaison doit être fatale : 1° une suppuration se forme dans le voisinage ou à distance. Le malade de M. Charcot eut une parotide avec sphacèle ; 2º Ou bien, la pyrexie continue son évolution lente avec troubles digestifs plus ou moins prononcés. (Vomissements incoercibles ou non, diarrhée plus ou moins intense, langue sèche et fuligineuse, muguet). Il s'y joint quelquefois des symptômes cérébraux (délire tranquille, carphologie). On dirait un tableau d'infection putride.

A mesure que le pouls augmente de fréquence et de petitesse, la température descend et le malade meurt avec un abaissement relatif ou absolu (hyponormal) (Malherbe). Selon nous, il n'y a rien d'urémique dans cet abaissement de la température ; cette terminaison s'observe également dans la fièvre hectique.

Théories. — Les théories émises pour expliquer la production de la fièvre symptomatique des voies urinaires peuvent se grouper sous deux titres différents :

1° Théorie nerveuse ;

2° Théorie fondée sur l'altération du sang.

1° *Théorie nerveuse.* (Reybard, Heurteloup, etc..) Ces auteurs admettent une impression particulière sur les nerfs sensitifs de l'organe, laquelle amènerait à sa suite de troubles sécrétoires, de la faiblesse et de la prostration générale. Il y aurait là, selon eux, une analogie avec la stupeur des maladies cérébrales, et ses effets sur l'économie. Hirtz, de son côté, croit qu'une irritation réflexe telle qu'une impression périphérique *sans inflammation locale* (exemples : le froid, les émotions, le *cathétérisme,* la dentition, etc.), est susceptible de causer de la fièvre.

M. Malherbe a cherché lui aussi à mettre en relief le rôle des nerfs sensitifs. Il est remarquable, dit-il, qu'à la suite d'une injection très-caustique dans l'urèthre, de traumatismes profonds de cet organe (écrasements, etc.), on n'observe pas de fièvre, tandis qu'un calcul, qu'une sonde, qu'un corps solide porté sur la muqueuse, détermine des accès avec facilité. Cela est si vrai, que, dans les intervalles qui séparent les séances de lithotritie, le mouvement fébrile se montre, soit quand l'opération a été *douloureuse,* soit quand le calcul était trop gros pour s'engager dans l'urèthre.

Dans ce dernier cas, en effet, pour peu que la vessie soit restée contractile et qu'elle contienne un peu d'urine, elle se resserrera spasmodiquement sur le calcul, se heurtera à ses aspérités, et s'éraillera peut-être. Cette excitation contribue donc évidemment à la production de la fièvre.

Là, ne se borne pas le rôle du système nerveux. Il est

constant en effet, que les individus hypochondriaques ou nerveux, contractent bien plus facilement la fièvre, après la lithotritie où le cathétérisme, que les autres. Rappelons-nous aussi combien les affections des voies urinaires dépriment l'économie et aggravent la tendance à l'hypochondrie.

Il est une particularité importante, qu'on ne saurait trop mettre en lumière, c'est le trouble que l'irritation des extrémités périphériques du grand sympathique jette dans tout l'organisme. Ainsi, nous voyons le pincement des nerfs de l'intestin, des canaux biliaires et néphrétiques, provoquer des vomissements, la petitesse du pouls, etc., et ces actions réflexes peuvent se produire sans que le *sensorium commune* en ait connaissance, ce qui n'est pas contestable (1).

Nous admettons que la souffrance des organes urinaires provoque des sympathies diverses, mais nous ne croyons pas qu'elle soit suffisante pour déterminer une fièvre continue en réalité, intermittente en apparence.

2° *Altération du sang*. — D'après M. Reliquet, dans l'intoxication urineuse, le sang est épais, gluant, foncé. Il y a destruction de globules hématiques, et le sang fluidifié coule de la plaie tout le temps de l'intoxication.

L'état général vient-il à s'améliorer, le fluide sanguin devient rosé et coagulable.

Pour expliquer cette altération du sang, il y a plusieurs théories en présence :

1° *Résorption urineuse*. — MM. Maisonneuve et de

(1) Vunderlich a fait remarquer que pendant les violents frissons de la fièvre qui nous occupe, la température est en général très-élevée à moins qu'il n'y ait des frissons nerveux comme dans le cathétérisme.

Saint-Germain ont essayé d'expliquer la fièvre qu'ils appellent *uréthrale* par la résorption de *l'urine toute formée*. Cette doctrine a beaucoup vieilli depuis le travail de Muron sur la *pathogénie de l'infiltration urineuse* ;

2° *Fièvre urémique*. — Il est une théorie ingénieuse dont M. Malherbe s'est constitué le défenseur. Elle attribue les accidents fébriles à la néphrite ou à la congestion rénale. Cette congestion serait d'origine réflexe et se produirait à la suite d'agacement des nerfs sensitifs de l'urèthre et de la vessie, par un corps solide comme une sonde, un calcul, etc. Cette congestion est toute hypothétique.

Elle a pour but d'expliquer par un trouble fonctionnel du rein, la rétention d'urée ou de principes excrémentitiels dans le sang.

Cette théorie, c'est là son titre le plus sérieux, se fonde sur un fait nécropsique démontré dans plus de la moitié des cas ; nous voulons parler de la néphrite consécutive aux phlegmasies des voies urinaires inférieures. Comme symptomatologie, la fièvre urémique ne présente de remarquables que les *envies de vomir*, ou même des vomissements et la *diarrhée*, lesquels phénomènes ont une grande tendance à se répéter. On suppose qu'ils servent de voie à l'élimination des produits ammoniacaux, résultant de la décomposition de l'urée.

A cette théorie séduisante nous ferons deux objections :

1° L'urémie ordinaire produit un abaissement de température. Comment se fait-il que dans ce cas elle détermine de la fièvre ?

2° La diminution de l'urine dans la fièvre urémique

ne va pas jusqu'à la suppression. Or, M. Charcot remarque dans ses *Leçons sur le système nerveux* « que la quantité d'urine, quelque minime qu'elle soit, a une véritable importance, car tous les auteurs ont reconnu l'amendement, le soulagement considérable qui survient dans l'ischurie urétérique des calculeux, lors de l'émission des plus petites quantités d'urine. En général, on s'accorde à dire que si l'anurie persiste plus de quatre à cinq jours, les symptômes convulsifs et comateux arrivent et sont bientôt suivis de mort ».

Quant aux vomissements et à la diarrhée, nous nous expliquerons bientôt à leur sujet.

3° *Septicémie*. — Si l'urémie voit, chaque jour, son domaine s'agrandir, la septicémie est également en voie d'extension.

Nous avons vu la stagnation de l'urine avoir une grande influence sur l'apparition de la fièvre ; nous avons noté aussi des troubles fébriles graves au milieu de cystites purulentes ; la décomposition de l'urine, la putridité du pus et leur absorption par la muqueuse vésicale malade, sont des faits qu'une théorie ne doit pas négliger. En outre, nous ne pouvons nous empêcher de voir entre la fièvre symptomatique des voies urinaires et celle de l'angiocholite suppurative une sorte de parenté ; et pourtant, dans ce dernier cas, il n'est pas question d'urémie ; néanmoins, les vomissements peuvent avoir lieu. D'ailleurs, la fièvre dite urémique présente des analogies visibles avec la pyohémie : une fièvre à grandes oscillations, de petits frissons répétés revenant irrégulièrement, la formation d'abcès articulaires; seulement, dans la fièvre dite urémique, la septicémie est pour ainsi dire passagère, et très-différente des infections purulente et putride ordinaires par son degré inférieur d'intensité, et surtout par les causes co-associées. Pour nous, le problème qu'il s'agit de résoudre est complexe et dans la solution on doit tenir compte : 1° de l'élément nerveux; 2° de la desquamation et de la facilité d'absorption que présente la vessie malade ; 3° de la fermentation putride du muco-pus des urines glaireuses ; 4° enfin, de la résorption de produits urinaires de décomposition (urinémie). La preuve de ce passage de produits urinaires dans le sang pourrait se tirer de l'odeur urinaire de la sueur et de la fétidité de l'haleine; mais ces phénomènes peuvent aussi bien résulter de dédoublements de l'urée à son passage à travers les émonctoires naturels.

Quant aux symptômes de la fièvre *urémique*, ils n'ont rien de caractéristique :

1° La diarrhée se montre dans les cas aigus d'infection putride et à la fin des cas chroniques ;

2° Les vomissements et les envies de vomir peuvent tenir :

1° A l'élévation très-considérable de la température, surtout pendant le frisson ;

2° A l'urinémie;

3° Aux actions sympatiques de la vessie. Cela est prouvé pour le rein. « Ainsi la gravelle, le sable volumineux provoquent des vomissements sans qu'il y ait douleurs primitive. » (G. Sée.)

ARTICLE III. — DE LA FIÈVRE INTERMITTENTE SYMPTOMATI-
QUE DES AFFECTIONS DE LA RATE.

Piorry avait cru voir dans la congestion de cet organe
la cause de l'intermittence de la fièvre paludéenne, mais
son hypothèse n'a pas été justifiée par les faits. Ainsi, on
a remarqué l'absence du gonflement de la rate dans
nombre de cas pernicieux. L'action du sulfate de quinine que le même auteur avait exagérée est, d'après
Bochefontaine, bien inférieure à celle de la strych-
nine sur cet organe. Enfin, la splénotomie est venue démontrer que cet organe n'était pas indispensable à l'é-
conomie.

D'après un ouvrage récent sur la *pathologie de la rate*,
la fièvre intermittente symptomatique n'a été notée que
dans deux cas :

1° Dans le cancer splénique (toujours secondaire).

2° Et dans les abcès de la rate.

Les accès fébriles remarqués alors ne sont pour nous
que deux cas différents de la fièvre hectique, dont nous
donnerons la description plus loin.

Ajoutons «que Piorry a cité un cas de fièvre quotidienne développée à la suite d'une lésion traumatique de
la rate, et une autre de même type produite et entretenue
par une lésion de cette glande vasculaire.» (Grisolle.).

ARTICLE IV. — FIÈVRE INTERMITTENTE SYMPTOMATIQUE
DES MALADIES DU TUBE DIGESTIF.

I. *Embarras gastro-intestinal.* — Nous avons signalé, en
parlant de la fièvre rémittente gastrique subictérique,

la forme bilieuse de l'embarras gastrique. Dans la forme muqueuse qui n'est qu'une exagération de l'état catarrhal chez des sujets lymphatiques, ou atones prédisposés aux sécrétions muqueuses exagérées, la fièvre est aussi rémittente.

« Chez ceux qui sont mal soignés ou qui négligent tout traitement on voit souvent, dit Grisolle, la fièvre s'allumer et devenir continue; beaucoup de fièvre typhoïdes semblent ainsi consécutives à un embarras gastrique négligé ou mal soigné.

« Quelquefois la maladie passe à l'état chronique; les individus ne peuvent *digérer*. Ils maigrissent et s'affaiblissent sans cesse; ils sont tristes, démoralisés, ont la peau sèche et peuvent présenter le soir un petit mouvement de fièvre. J'ai vu cet état, abandonné à lui-même, persister plusieurs mois et ne se dissiper que par l'emploi des amers et des *évacuants* qui en triomphent assez promptement. » (Grisolle.)

« Le vomitif est la véritable pierre de touche. » M. Lasègue recommande ce moyen pour savoir si les troubles bilieux sont ou non sous la dépendance de l'embarras gastro-duodénal.

II. *Entérite tuberculeuse.* — Latente au début, la maladie peut rester plus ou moins indolente ou devenir inflammatoire et douloureuse. Bouchut a observé une fille de cinq ans qui, tous les jours, pendant trois mois, avait à la même heure un accès fébrile complet, et cela sans lésion de la rate, mais avec une tuberculisation du poumon droit. Nous-même, nous avons connu un jeune garçon mort d'entérite tuberculeuse, dont la fièvre symptomatique avait fait croire à une pyrexie paludéenne.

La fièvre débute par des frissons erratiques, irréguliers, répétés dans la journée ; puis, la fièvre intermittente apparaît avec ses stades plus ou moins bien accentués. Dans l'intervalle des accès il y a généralement une petite élévation de température, la fièvre n'est intermittente qu'en apparence. Elle ressemble en tous points à la fièvre de consomption, que nous avons à étudier.

III. *Irritation du tube intestinal par des lombrics.* — Le docteur Mondière a rapporté, en 1843 (*Gazette des hôpitaux*), deux cas de fièvre intermittente guérie par l'expulsion des lombrics.

M. Crommelinck a noté un cas analogue chez un enfant de huit ans. (*Gazette médicale de Paris*, t., 11.)

Ces faits viendraient donner raison à l'opinion de Hirtz, qui admet comme cause de fièvre « une irritation réflexe sans inflammation locale. »

Chez un enfant, le traitement anthelmintique viendra éclairer le diagnostic qui se fondera en outre sur l'irrégularité de la fièvre, sur l'amaigrissement, etc.

IV. *L'entérite paludéenne* a été mise en évidence par les recherches de J. Simon. Elle est assez peu caractérisée pour que sa nature ait été longtemps méconnue. — Elle est justiciable de la médication quinique. C'est là son principal caractère. (*Société médicale des hôpitaux de Paris*, t., 6. Diarrhée palustre.)

ARTICLE V. — DE LA FIÈVRE PSEUDO-INTERMITTENTE
DANS LES MALADIES RESPIRATOIRES.

I. *Etat catarrhal* de ces voies. — Avant toute manifestation locale, il n'est pas rare d'observer, dans certaines constitutions saisonnières froides et humides, un sentiment de malaise, de courbature et de sensibilité au froid. Les nuits sont agitées et sans sommeil ou tourmentées de rêves pénibles ; une légère transpiration se fait jour vers le matin. Dans la journée, des frissons erratiques irréguliers, revenant à plusieurs reprises et suivis d'accélération de pouls, de sécheresse de la peau, annoncent l'invasion d'un mouvement fébrile. Si la fièvre est plus accusée, elle dure tout le jour avec une exacerbation vespérale et nocturne.

Telle est la pyrexie catarrhale à son début. Elle précède fréquemment les véritables accès de fièvre intermittente paludéenne.

M. Bourguignon (de Condé) a signalé le premier. croyons-nous, le caractère paroxystique de la grippe qui, à côté des symptômes de coryza, de laryngo-bronchite, présente un des types les mieux accentués de la fièvre catarrhale. Il a même essayé dans ce cas le traitement abortif par le sulfate de quinine. Ces dernières années, M. Corne, médecin de l'hôpital militaire de Thionville, a remarqué des cas de ce genre pendant les années 1868-1870, et a reconnu que le type de la fièvre catarrhale variait avec la saison. Pseudo-continu pendant l'hiver, il devient rémittent à l'approche du printemps ; et c'est en mai et en avril, au moment de l'éclosion des fièvres vernales paludéennes, qu'il devient lui-même intermittent.

Sans disconvenir que cette intermittence se remarque plus fréquemment dans les pays à fièvres d'accès que dans tout autre, nous ne pouvons nous empêcher d'observer que M. Moissenet (de Paris) a noté que, pendant 1867 et 1869, la grippe a débuté par une fièvre intense, laquelle, au bout de deux ou trois jours, a pris « le type intermittent quotidien, *nocturne* le plus souvent, rarement diurne. » La même périodicité s'est montrée dans les états névralgiques se rattachant à la fièvre catarrhale. En même temps, un grand nombre des affections catarrhales de cette époque ont revêtu, à un degré plus ou moins manifeste, le caractère gastrique et bilieux. (Brochin.)

Nous ne nous étendrons pas davantage sur le caractère rémittent de la fièvre catarrhale, que nous avons vérifié pour l'embarras gastrique et l'état bilieux subictérique.

En général, dans les cas accentués, on songera moins à la pyrexie maremmatique· qu'à la fièvre typhoïde ; mais, comme l'élément catarrhal peut s'associer à l'élément paludéen, qu'il le précède fréquemment, il est bon d'être prévenu de cette cause d'erreur, car on pourrait être tenté quelquefois, nous n'osons trop l'affirmer, de prendre la bronchite à fièvre rémittente pour une bronchite d'origine palustre.

II. *Bronchite intermittente*. — Il y a bien une diarrhée palustre, on a noté une forme de pneumonie intermittente, pourquoi n'y aurait-il pas une bronchite analogue ?

Au moment du frisson, quand le sang est refoulé de la périphérie vers les viscères, il se produit fréquemment une toux vive et sèche.

M. Grasset a essayé dans sa thèse de démontrer l'existence d'une bronchite palustre. Dans sa première observation, la plus nette selon nous, il a signalé le début dè cette affection en plein cours de fièvre intermittente. Dans cette observation, ce n'est qu'au quatrième ou au cinquième accès bien dessiné qu'apparaît la *toux* et cela sans cause extérieure, le malade gardant le lit. Au moment de la visite du matin, celui-ci n'a pas de râles ni de signes stéthoscopiques. L'après-midi, se fait l'invasion de râles sonores et de quelques râles sous-crépitants. Dans les deux périodes d'apyrexie qui ont suivi, les signes de la bronchite se sont de nouveau effacés, puis ils reviennent au moment du frisson.

Cependant la lésion tend à s'aggraver. Quelques jours plus tard on note « une douleur de côté et des frottements pleuraux qui disparaissent avec les râles pendant l'apyrexie. » Finalement, on constate un peu « de submatité diffuse, de la respiration rude, du souffle tubaire. » La fièvre tombe peu après, « seulement l'induration de la bronchite chronique » reste.

L'auteur admet que cette bronchite intermittente est passée à l'état chronique par la répétition des accès.

Quoi qu'il en soit, cette observation ne suffit pas pour faire admettre l'affection et la forme qui nous occupent. L'observation III, autre exemple de bronchite intermittente, nous paraît moins concluant. Voici le titre : « Fièvre intermittente plusieurs fois récidivée. « Bronchite paroxystique au début devenue chronique. Em- « physème pulmonaire et dilatation bronchique (?). Poussée

« de bronchite aiguë généralisée, améliorée par divers
« traitements. » Parce qu'un malade « tousse pendant
qu'il tremble et que la toux devient ensuite continuelle, »
il n'y a pas là de quoi expliquer les lésions avancées que
l'on rencontre à l'auscultation et à la percussion.

L'auteur, en essayant de tirer du chaos des symptômes une nouvelle espèce morbide, ne nous semble pas
avoir réussi. Si la tentative est restée douteuse, le mérite
de l'observateur reste tout entier. (E. Gintrac a cité une
autre observation bien auparavant.)

Au reste, comme nous le disions en commençant, il est
bien possible qu'un jour la bronchite intermittente soit
aussi bien démontrée que la pneumonie de ce nom.

III. *Pneumonie intermittente.* — Nous regrettons de
ne pouvoir faire une étude complète de ce que nous
croyons être, avec beaucoup d'observateurs, une congestion pulmonaire ; car il n'est pas un seul signe sté-
thoscopique, même le souffle bronchique et la bronchophonie, qui ne puisse concorder avec une congestion pulmonaire. M. Woillez a démontré, selon nous, le rapport
possible des signes dits *bronchiques* avec cette dernière
affection. Il est difficile d'admettre, en effet, qu'avec une
inflammation véritable au début, une intermittence vraie
puisse être notée. Nous ne connaissons que deux tracés
de pneumonie intermittente avec fièvre. Ils sont de
M. Armaingauld et ont été publiés dans l'*Union médicale* (1871).

Le sulfate de quinine a été administré, dans les deux
cas, à la dose de 4 grammes en deux jours. On est en
droit de croire que la médication quinique a conjuré
des accidents graves.

Clénet.   4

Au reste, ces deux observations se ressemblent assez bien pour que nous en donnions les résumés simultanément.

Chacune se compose de deux accès séparés par un jour d'apyrexie. Elles appartiennent donc au type tierce.

Premier accès. — La température s'élève dans un cas à 39°8, dans l'autre à 40°. Invasion le soir.

Apyrexie. — Dans l'un on note 37°8 (température matinale trop élevée). Dans l'autre 36°9. L'amélioration est très-sensible, puisqu'un des malades se croyant guéri va se promener dans les champs.

Deuxième accès. — Le thermomètre marque exactement la même température qu'au premier, dans les deux cas.

Voici les symptômes observés chez ces deux malades :

1° Signes fonctionnels (douleur sous - mammelonnaire , toux, dyspnée, crachats d'abord aérés puis visqueux, sanguins, rougeur des pommettes).

2° Signes physiques (submatité, râles crépitants).

Dans d'autres observations on a noté : *respiration rude, souffle tubaire et bronchophonie.*

Ce que l'on désigne sous le nom de *pneumonie intermittente ou de fièvre pernicieuse pneumonique* est une affection très-complexe qui n'est pas toujours identique à elle-même. Elle cède tantôt au sulfate de quinine, tantôt poursuit sa terminaison souvent fatale qui arrive ordinairement du septième au neuvième jour, comme dans les pneumonies ordinaires. Sur seize observations consignées dans différents auteurs, nous n'avons pas trouvé un seul cas où la mort soit arrivée au deuxième ou au troisième accès, comme on le dit généralement. Dans les cas mortels, les signes physiques ne disparaissaient pas pendant l'apyrexie; l'élément congestionnel diminuait seulement à ce moment. Mais, toutes ces observations ne présentent pas de renseignements au point de vue de la température. Nous en exceptons la première, de Gilbert; encore ces renseignemeuts sont incomplets. Cette observation a présenté de remarquable, une persistance des râles crépitants et des crachats rouillés jusqu'au huitième jour de la maladie, c'est-à-dire jusqu'au moment de la défervescence. L'individu qui en fait le sujet est sorti guéri, ayant le lendemain de son dernier accès à peine quelques râles bronchiques.

CONCLUSION.

On a rangé sous ce titre de fièvre pernicieuse pneumonique :

1° Des fièvres intermittentes avec congestion du côté du poumon au moment de l'accès, comme cela s'observe, *sans la fièvre bien entendu*, dans les formes larvées.

2° Des pneumonies compliquées d'accès intermittents; alors les signes physiques ne disparaissent que dans l'intervalle des accès. Celles-ci résistent au sulfate de quinine.

3° Des pneumonies chez les cachectiques palustres. Cas fréquemment mortels.

En résumé, le sulfate de quinine servira de pierre de touche pour distinguer les accès pernicieux. Dans les deux derniers cas son efficacité sera bornée à son effet antipyrétique général et n'enrayera pas la fièvre. Néanmoins il sera utile pour combattre l'élément congestif qui à chaque accès exagère les accidents pulmonaires,

IV. *Pleurésies latentes avec fièvre intermittente.* — M. Landouzy (de Reims) en a cité des exemples très-remarquables dans les *Archives de Médecine* (1856). Nous lui emprunterons le suivant : « Un jeune docteur de Reims vient me demander conseil pour un accès de fièvre qui reparaissait avec un peu de dyspnée chaque après-midi depuis plusieurs mois et qui avait résisté à tous les antipériodiques. J'applique, presque malgré lui, l'oreille sur la poitrine, et je trouve un énorme épanchement. » Gintrac a observé des faits analogues, et Grisolle a écrit : « Quand la pleurésie est chronique d'emblée, elle ne s'annonce ordinairement par aucune douleur locale ; la fièvre manque aussi complètement ou bien elle est *irrégulière* et elle apparaît sous forme d'*accès plus ou moins franchement intermittents.* » Les seuls symptômes que les malades accusent sont :

1° Une toux sèche ;

2° De la dyspnée en général presque nulle. Quelques-uns, ayant un côté du thorax littéralement rempli de haut en bas, peuvent se livrer encore à des travaux plus ou moins pénibles. Toutefois, c'est là l'exception. Le cas le plus ordinaire est celui-ci : « Presque toujours l'épanchement se forme lentement et d'une manière latente, puis détermine du malaise, un affaiblissement de l'appétit et des forces, de la pâleur et de l'amaigrissement. » (Grisolle.)

C'est déjà là un début de fièvre hectique, laquelle se dessine mieux :

1° Quand l'épanchement chronique est purulent ;

2° Quand il y a coexistence de tubercules pulmonaires.

Quant à la pleurésie aiguë, elle affecte le type rémittent à exacerbation vespérale, et peut être de tous points comparable à celle que l'on rencontre dans les catarrhes pyrétiques. Elle débute par un frisson *moins intense que dans la pneumonie* ou par une série de *frissons irréguliers se répétant* pendant les trois premiers jours. La période d'état présente des rémissions matinales. Si dans les cas aigus la fièvre pleurétique est rémittente, elle devient intermittente dans les cas chroniques. Cette transformation se montre fréquemment, avons-nous vu dans l'état catarrhal, aussi n'est-il pas étonnant qu'on ait observé en même temps que la grippe des pleurésies ayant de grandes connexions avec la bronchite catarrhale et le rhumatisme. Ces pleurésies catarrhales (Brochin) se distinguent des autres par une tendance nulle aux grands épanchements et une résolution ordinairement rapide.

Quant aux pleurésies d'origine paludéenne, nous n'en connaissons pas d'exemple; cependant elle est brièvement décrite dans la clinique de Trousseau (3ᵉ volume) et les différents ouvrages de pathologie interne.

CHAPITRE II.

Fièvres intermittentes dans la septicémie.

La septicémie, dit M. Gosselin, dans sa clinique chirurgicale de la Charité, est due « au passage dans le sang de matériaux putrides, surtout du pus sanguin et fétide. » Le pus phlegmoneux ne produit aucun effet bien remarquable.

La fièvre traumatique est « la septicémie des premiers jours. » Elle présente au début un caractère inflammatoire qui la rapproche de la pneumonie franche ; par ses températures ultérieures, elle se rapproche de la pyohémie et des maladies septiques. Au reste, M. Gosselin, dans son ouvrage, établit plusieurs variétés de cette fièvre qu'il a soin de différencier de la pyohémie ou infection purulente.

Après la période d'acuité de l'inflammation, il y a amendement dans les symptômes ; mais au moment de la suppuration, il y a un redoublement très-marqué ; et, circonstance importante qui exclut l'idée d'une recrudescence dans l'inflammation, la fièvre est précédée d'un ou plusieurs *frissons*. Si la suppuration se prolonge au delà des limites normales, qu'elle dure des mois, des années même, elle conduit à la septicémie chronique, à l'hecticité purulente de Gerdy.

§ 1. — Fièvre pseudo-intermittente de la pyohémie.

1° *Caractères de l'accès.* — Un des premiers signes de cette terrible maladie et des plus significatifs, c'est l'intensité du frisson qui en marque le début. Ce frisson est constant, prolongé. Non-seulement il va jusqu'à produire le claquement des dents, la petitesse et la fréquence du pouls, mais il imprime encore au patient de violentes secousses qui se transmettent à son lit. A côté de ces violents paroxysmes, se montrent des frissons erratiques, fugaces, se répétant plusieurs fois dans la journée et s'accompagnant quelquefois de chaleur et de sueurs. S'ils manquent, il est rare que le malade ne ressente pas de temps à autre un sentiment de froid partiel et passager.

Cette alternance de grands et de petits frissons est un des meilleurs caractères de la fièvre pyohémique.

Les recherches modernes sont venues indiquer la signification de ces phénomènes. D'éminents observateurs ont constaté, en effet, que le frisson était presque toujours en rapport avec une élévation rapide et violente de la température, en sorte que la présence de ces frissons variables d'intensité et très-inégaux entre eux dénote des oscillations très-étendues de la chaleur fébrile, dont la courbe irrégulière ne suit aucune direction déterminée. C'est ce que le thermomètre a vérifié non-seulement pour la pyohémie, mais aussi pour les grands accès de la fièvre urinémique et de la colique hépatique.

En général, la sueur qui succède à ces frissons est profuse au début, plus tard froide et visqueuse. Quant à la chaleur, elle s'établit difficilement; en revanche, elle est vive et sèche.

Cette tendance à l'algidité, cette sueur froide et visqueuse, quand elles existent, sont l'indice d'un état de *collapsus* qui frappe l'économie. Le cœur et les vaisseaux sont comme paralysés momentanément; ils n'équilibrent pas bien la chaleur fébrile. La température rectale marque 41° et 42° et la température axillaire ne dépasse guère 36°, aussi le pouls et le cœur se précipitent, la peau est livide et souvent glutineuse aux extrémités qui sont froides ; celle du tronc reste chaude.

La respiration, elle aussi, offre des particularités remarquables. Le nombre d'inspirations augmente : Sédillot en a compté 30, 40 et 50.

C'est ainsi que la respiration et la petitesse du pouls en même temps précipité mettront en garde contre la fausse défervescence de la chaleur à la périphérie.

Dans l'intervalle des accès, le pouls est mou et dépressible, souvent tremblotant. Ses irrégularités sont fréquentes à une période plus avancée.

2° *Succession des accès.* — Leur apparition est le plus souvent irrégulière et rarement d'une intermittence franche (Follin). Quelquefois ils reviennent périodiquement sous les types quotidien, double-quotidien, rarement sous les types tierce ou quarte (Grisolle). L'intermittence semble en rapport avec une infection du sang qui se fait d'une façon assez lente et à plusieurs reprises. Ainsi, pendant que l'évolution purulente en chirurgie s'accomplit en moyenne dans huit à dix jours et que la terminaison funeste peut arriver le quatrième jour, ou dans la pyohémie successive, en deux ou trois semaines (Follin), Grisolle admet que les malades peuvent succomber après quarante, cinquante et soixante-dix jours. Il tendrait donc à admettre une forme lente d'infection purulente. Au reste, voici le passage :

« De temps en temps, dit-il, un frisson plus ou moins violent suivi de chaleur et de sueur se montre. Le malaise est plus grand que dans les accès de fièvre intermittente. Puis, après une durée de 12 à 36 heures, les accidents se calment , et l'état fébrile cesse complètement». (Cette apyrexie n'est qu'apparente comme le démontre le thermomètre), j'ai vu , continue-t-il , de ces intermissions durer huit à dix jours, puis les phénomènes se reproduire brusquement et sans cause ; mais ils laissent toujours après eux plus de faiblesse, d'amaigrissement et de malaise. Enfin , les accès se rapprochent, les accidents deviennent continus ou rémittents et les malades succombent après quarante, soixante-dix jours en présentant la série des accidents pyohémiques. »

C'est à cette forme lente d'infection purulente qu'appartient le fait suivant , consigné dans le *Méd. Times* (mars 1862). « Un homme, âgé de 35 ans, éprouvait depuis sept à huit mois des frissons journaliers violents durant trois à quatre heures. Il se présente à l'hôpital avec un état *typhoïde*. A l'autopsie , on découvre, dans les ganglions thoraciques des abcès qui s'ouvraient dans le ventricule droit du cœur, abcès et fistules d'origine ancienne. »

3º *Phénomènes concomitants*. — 1º Amaigrissement et abattement subit dès le début ;

2º Forme adynamique ou ataxique des accidents nerveux; même dans ce cas, une certaine stupeur à la suite du paroxysme ;

3º La peau, bistrée d'abord, prend de plus en plus la coloration subictérique , mais les urines ne contiennent aucun principe colorant de la bile (ictéroïde) ;

4º Formation d'abcès métastatiques (dans le poumon, le foie, la rate , les muscles , etc.) et d'épanchements

purulents dans les articulations , la plèvre, les ménin-
ges, etc.

A part cette dernière catégorie de faits, à l'exception
outefois, des abcès articulaires que l'on retrouve dans
la fièvre urinémique à grands accès, aucun des symptômes précédents n'est caractéristique.

La teinte subictérique de la face dont on a voulu faire
un signe d'abcès métastatiques du foie, n'en dépend pas
nécessairement. Témoin l'observation personnelle de
Grisolle, à la suite d'une piqûre anatomique que nous
allons rapporter. « Vingt-quatre heures après, je fus pris
d'une faible douleur dans l'aisselle, d'un frisson violent
suivi d'une fièvre intense avec céphalalgie atroce , *vomissements*, lumbago et un anéantissement extrême. »
Amélioration inespérée, après dix à douze heures de fièvre, coïncidant avec un érysipèle borné seulement à
l'épaule. Cet érysipèle à peine douloureux, presque sans
dureté de la peau était peu étendu, et d'un rouge violacé
peu foncé.

« Cependant quelque bénins qu'eussent été les désor-
dres locaux, je n'en conservai pas moins une grande
faiblesse pendant plus d'un mois, et quoique ma maladie
n'eût duré que peu de jours, j'éprouvai un amaigrissement considérable et un *teint jaunâtre cachectique*, ce qui
indiquait qu'il avait dû exister une altération du sang
assez profonde.»

Il nous serait facile de réunir ici quelques exemples
de septicémie, où l'on pourrait remarquer une sorte de
gradation entre la forme aiguë de la consomption pulmonaire et la pyohémie ; l'on pourrait y noter des vomissements et de la diarrhée qu'on croit être caractéristique de la fièvre urémique, mais l'espace nous manque

et le temps nous presse ; nous ne voulons que signaler le fait.

Causes peu communes de l'infection purulente. — Nous nous contenterons seulement de les énumérer.

1° Aortite suppurée (Leudet. Archives de Méd. (1861) ;

2° Endocardite de forme pyémique (Lancereaux, *Gaz. méd. de Paris*).

Le début est ordinairement brusque et la forme pseudo-intermittente de la fièvre quelquefois assez accusée.

Au lieu d'un frisson unique à l'invasion de la fièvre il y a, pendant les premiers jours, des frissons répétés dont le retour n'a rien de régulier, tantôt deux fois par jour, tantôt tous les jours, rarement laissant plusieurs jours d'intervalle. » (M. Raynaud).

3° Abcès rétro-stomacal produit par un carcinome de l'estomac s'ouvrant brusquement dans la veine porte : d'où *Pyléphlébite*. (Frerichs).

L'autre cause de la pyléphlébite qui a été notée, c'est une péritonite localisée.

Cette phlébite de la veine porte ressemble par ses accès de frissons irréguliers, l'ictère et la sensibilité du foie, à l'angiocholite calculeuse, elle en diffère par la diarrhée, l'hypertrophie de la rate, les abcès pulmonaires métastatiques qui font défaut dans l'angiocholite.

4° Les furoncles de la face (abcès métastatiques accidents cérébraux pernicieux. Thèse de Nadaud 1864.)

Conclusion.—La fièvre symptomatique de l'infection purulente se compose de grands accès revenant à intervalles irréguliers. Rarement elle affecte la forme intermittente vraie, l'apyrexie manquant le plus souvent, Dans les intervalles des grands accès, petits frissons incomplets. Marche généralement très-rapide, continue, rémittente avec des exarcerbations irrégulières ou périodiques. La température présente de grandes oscillations sans régularité dans la périodicité ni dans la direction. Phénomènes concomitants : état typhoïde ; à la fin, abcès métastatiques. Six à sept cas de guerison (Sédillot).

§ 2. — Fièvre symptômatique de l'infection putride.

Cet état morbide diffère du précédent, en ce qu'il paraît résulter de l'absorption de principes solubles d'un pus vicié et fétide. Le diagnostic s'établit d'après la fétidité du pus ou des sécrétions, l'absence d'abcès métastatiques et les caractères de la fièvre qui doit nous occuper uniquement.

La septicémie chronique que nous opposons à la septicémie aiguë (pyohémie, etc.) nous offre à considérer deux types principaux de fièvre symptomatique :

1° Type continu à faibles *rémissions matinales*. (*Forme aigüe de la fièvre*).

2° Type pseudo-intermittent avec *intermissions* matinales.

Température générale peu élevée. Celle du matin est normale ou hyponormale. (Forme lente ou chronique.)

A. *Forme aigüe ou rapide.*

Cette forme, dont le type est la tuberculose miliaire aigüe, se fait remarquer par la rémittence de sa fièvre à température moyenne élevée et par son cortége symptômatique.

Elle se distingue de la forme chronique ou lente en ce

qu'elle présente, le matin, une température fébrile et non normale ou hyponormale. Elle se rapproche de la pyo-hémie par la grande étendue des oscillations vespéro-matinales. La différence entre le matin et le soir peut être, en effet, de 2 , 3 , 4 degrés , une fois 5°. Cette rémission considérable peut même avoir lieu en quelques heures. (Eudes).

C'est un bon moyen de diagnostic : 1° avec la pneumonie (rémission matinale de 1 à 1|2 degré ou quelques dixièmes) 2° avec les affections catarrhales et la fièvre typhoïde, où les oscillations n'atteignent pas cette étendue aussi brus-quement. Cela soit dit en passant.

Autre rapprochement avec la pyohémie. Si la suppu-ration, qui engendre la forme fébrile dont nous parlons, est étendue, on peut noter plusieurs accès complets dans les 24 heures.

A cette forme appartiennent :

1° Les suppurations internes dont je suis heureux de consigner un bel exemple que j'emprunte à Hirtz.

« Mes élèves observent en ce moment à ma clinique une femme de trente ans , qui présente les symp-tômes ordinaires de la fièvre typhoïde (prostration, subdé-lirum , selles diarrhéiques et urines involontaires , gar-gouillement iliaque) seulement la fièvre a une évolution particulière. Souvent, en effet, la température vespertine est inférieure à celle du matin, et le *fastigium* (40° 5) tombe fréquemment vers midi. Souvent aussi une nouvelle exacerbation se fait vers 10 heures du soir. De nombreux frissons annoncent la reprise de la chaleur. Ce sont là les allures d'une fièvre à absorption. Nous diagnostiquons une septicémie, malgré l'absence de tout foyer perceptible.

Vers le vingt-huitème jour de la maladie, un érysipèle erratique de la face apparaît, et deux jours après un abcès horriblement fétide se déclare sous l'omoplate droite et ne laisse plus de doute sur la nature de la maladie. » L'autopsie est venue confirmer le diagnostic.

Ces mouvements inflammatoires, en quelque sorte critiques, sont fréquents dans la septicémie. L'érysipèle a été noté plus haut dans le cas de Grisolle; la cystite chronique (observ. de M. Charcot) a présenté deux fois une parotide, la première avec guérison. (*Vide supra.*)

2° Les pneumonies caséeuses.

3° Les granulations confluentes (granulie, tuberculose miliaire aiguë, phthisie galopante).

Dans la *forme thoracique* de la granulie, la fièvre affecte les allures de la pyrexie catarrhale. Au début, elle peut présenter de l'intermittence, mais elle ne tarde pas à devenir rémittente, et s'il y a quelques noyaux de pneumonie aiguë, elle devient subcontinue avec des rémissions matinales peu prononcées.

Mais c'est principalement dans la *forme thoraco-abdominale* caractérisée par un état typhoïde qu'elle se montre d'emblée rémittente ou même intermittente (Wunderlich).

Elle affecte le type ordinaire des fièvres symptomatiques et intermittentes, nous voulons dire le type quotidien, très-rarement le type tierce. Après s'être montrée paroxystique elle revient à son type favori, le type rémittent.

B *Forme lente ou chronique* (fièvre hectique). Continue si nous jugeons sa durée d'après la fréquence du pouls, elle est véritablement intermittente au point de vue de la température. Chaque matin, en effet, celle-ci descend à la normale (période de début) ou au-dessous (période de marasme). Si elle se maintient au-dessus, c'est qu'il y a une complication inflammatoire. Le soir, il y a une recrudescence fébrile, d'où le précepte des cliniciens, tant anciens que modernes, de se défier des fièvres quotidiennes dans les bronchites, pneumonies et pleurésies chroniques.

Notre excellent ami, le D' A. Jagueneau a montré, avec beaucoup de talent, le parti qu'on peut tirer de cette pyroxïe au début d'une *phthisie pulmonaire commençante* (thèse de 1873).

1° *Caractères de l'accès.* — Si l'on explore la température du malade à trois moments, matin, soir, et minuit, on constate que l'accès occupe les vingt-quatre heures. C'est donc un paroxysme trop prolongé pour appartenir à une fièvre intermittente légitime. Il est complet.

A. *Frisson.* — La fièvre débute au commencement de la maladie par une série de frissons quelquefois assez accentués qui se répètent dans la journée. A la période de marasme, ils ont disparu, et sont remplacés par une grande sensibilité au fond. Le phthisique se plaint alors d'être frileux, même dans un milieu à température assez élevée. Ce doit être là pour le médecin un indice d'une grande valeur; si la pression est peu prononcée à la période de marasme, c'est que le malade amaigri, consumé par la fièvre lente, est incapable d'une réaction fébrile élevée.

Pendant le frisson, les mains sont glacées, les ongles bleuis, et la peau présente un certain degré d'horripilation.

B. *Chaleur*. —La chaleur se montre dans l'après-midi, elle atteint son maximum vers le soir. C'est là cette exaspération vespérale bien connue des cliniciens. A ce moment la peau est chaude, âcre et sèche.

Quant au degré de la température il est peu élevé, 38° ou 38°,5 rarement plus (Eudes).

Si l'on veut constater à la main la chaleur morbide du sujet, il faut la chercher au début « à la paume de la main et aux pommettes. » A la période de marasme, où la température est généralement peu intense, la peau devient sèche le soir; les pommettes rougies par la fièvre font saillie sur le squelette amaigri de la face. En même temps, le malade éprouve une soif permanente, il a de l'inappétence et sa langue est rouge ou pointillée de muguet.

C. *Sueur*. —Enfin le mouvement pyrétique arrive à sa dernière étape. Vers minuit la sueur se montre avec des caractères diagnostiques très-importants.

1° *Quantité*. — La quantité des sueurs varie avec l'intensité ou plutôt le développement de la fièvre. Localisée aux tempes, au cou, à la poitrine, au poignet, à la période initiale, elle devient profuse à la période d'état, et colliquative dans celle de marasme.

« La situation du phthisique est alors lamentable. Baigné toute la nuit dans sa transpiration, pour peu qu'il se couvre, ou tourmenté de frisson, s'il essaie de se soulager en se découvrant, il implore le sommeil. Vers le matin surtout, quand la rémission amène le repos, la sudation devient quelquefois effrayante. C'est alors qu'elle traverse le linge et les couvertures et mérite le nom de *colliquative*. Si elle favorise la défervescence de la fièvre, ce n'est qu'au prix d'une profonde débilitation. » (Hirtz)

A la période de marasme la sueur ne présente pas toujours cette abondance. Elle alterne fréquemment, à cette époque, avec une diarrhée tout aussi colliquative.

2° Un autre caractère de la sueur non moins important, sinon davantage, est celui qu'elle emprunte du moment où elle se produit. On la qualifie ordinairement de *nocturne* mais elle peut être *diurne*, car à « la moindre somnolence le front est baigné de perles humides. » Cela se voit surtout à la période *colliquative*. En conséquence, le nom de *sueur hypnotique* lui convient mieux.

Grisolle a noté dans la pneumonie chronique l'absence de sueurs nocturnes. Cela pourrait servir au diagnostic.

2° *Succession des accès*. — Apyrexie (?). Entre les accès, avons-nous dit plus haut, la température, normale au début, est hypernormale à la fin de la phthisie. C'est ici qu'il faut savoir apprécier la valeur de la température. Absolument parlant, il y a apyrexie complète dans les deux cas ; mais si l'on considère l'état de marasme et d'amaigrissement dans lequel est tombé le malade, on reconnaîtra que chez lui 37°,5 (température moyenne de la normale) est déjà une température fébrile. L'apyrexie n'est donc le plus souvent qu'apparente, et la fièvre est *continue*. Si, dans cette circonstance on essaie de se guider sur la fréquence du pouls, on est exposé à la même erreur ; car chez un phthisique, comme chez un anémique, le pouls est toujours fréquent. Se fondant sur le pouls, Grisolle admet en effet la continuité de la fièvre hectique.

Nombre des accès. — Il peut s'élever à *deux* par jour et,

Clénet.   5

même alors, on note de la chaleur et des sueurs excessives. C'est dans ce cas qu'il pourrait y avoir confusion avec ces fièvres palustres qui présentent deux accès courts dans la même journée.

3° *Marche de la fièvre hectique.* — Au début, elle présente de ces grandes oscillations vespéro-matinales qui semblent être l'apanage des pyrexies septicémiques. Plus tard elle subit deux transformations principales.

1° La courbe thermométrique s'élève, et cela dans deux cas.

En premier lieu, s'il survient un peu d'inflammation autour du foyer putride ou tuberculeux, la chaleur devient plus sèche, et la sueur n'est plus seulement hypnotique, elle peut survenir hors l'état du sommeil (Jochmann).

En second lieu, la fièvre chronique passe à la période d'acuité et rentre dans la forme *aiguë*, décrite plus haut.

2° Ou la courbe thermométrique se maintient à un niveau peu élevé, moins élevé qu'à la période d'état. A l'approche de la terminaison funeste, les exacerbations vespérales sont insignifiantes. Aussi le malade fatigué précédemment par les grands accès, éprouve-t-il un mieux relatif. Au milieu de sa déchéance organique, le malheureux croit encore à l'espérance. Merveilleux instinct de la conservation !

4° *Phénomènes concomitants.* — Parallèlement à la fièvre, la dénutrition des tissus s'opère. L'organisme en proie à une pyrexie qui ne lui laisse pas de répit, brûle ses réserves, puis ses tissus. Aussi M. Gueneau de Mussy a-t-il eu raison de placer « l'amaigrissement progressif » dans sa définition de la fièvre hectique.

Cependant l'appétit persiste longtemps, cherchant à suppléer à cette sorte d'autophagie fébrile. Quand la fièvre devient continue, il diminue et tend à disparaître. En ce moment, ou plus tôt encore, se montre la diarrhée qui va devenir colliquative. Presque toujours matinale, souvent précédée de coliques, séreuse, muqueuse ou dysentérique, elle annonce l'affaiblissement du système nerveux de la vie organique, en même temps qu'elle marque les progrès de la septicémie. Au début de la fièvre, on remarque, au contraire, de la constipation.

Nous allons terminer cette étude de la fièvre hectique par l'énumération de ses causes les plus habituelles. Telles sont :

1° Les vastes suppurations où le pus croupit et acquiert des qualités putrides (abcès du poumon, pleurésies purulentes, etc.);

2° Inflammation chronique des muqueuses intestinale, biliaire et génito-urinaire. Qu'on songe à l'absorption incessante par une muqueuse dépouillée de son épithélium, et sécrétant continuellement du muco-pus !

3° Tuberculose (pulmonaire, carie osseuse, etc.). C'est sans contredit la cause la plus fréquente de la fièvre hec·tique.

Causes de la tuberculose (hérédité, sécrétions prolongées, nostalgie, etc.).

CHAPITRE III.

Du diagnostic avec la fièvre intermittente légitime.

« Galien exigeait trop du médecin, lorsqu'il voulait
que du premier accès il sût distinguer l'espèce et dire si
la fièvre serait tierce et quarte... Non-seulement il faut
attendre, pour savoir à quel type on aura affaire, que
plusieurs accès aient eu lieu, mais encore il faut attendre
aussi pour savoir si c'est bien une fièvre intermittente
qui commence. » Tel est le langage de Trousseau dans
sa clinique (Fièvres palustres). Ce que Trousseau croyait
impossible, peut néanmoins s'accomplir. Grâce au thermomètre, étant donné un accès régulier et une période
d'apyrexie complète, le diagnostic est possible. Néanmoins, il est des cas réfractaires à cette règle générale.

Voilà pourquoi, dans les passages qui vont suivre, nous
allons chercher à établir :

§ I. Les caractères essentiels de la fièvre intermittente
légitime qui permettront un diagnostic *direct* ;

§ II. Les caractères différentiels qui aideront au diagnostic par voie d'élimination (indirect).

Dans le premier cas il suffit de considérer la maladie
en elle-même pour être fixé. Dans le second, mise en face
des fièvres qui la simulent, elle fera mieux ressortir les
caractères qui leur manquent pour arriver à lui ressem-
bler.

§ 1. — Caractères essentiels de la fièvre intermittente légitime.

1° La régularité, la durée, la température, l'heure de l'accès ;

2° L'apyrexie vraie, ou température normale entre deux accès ;

3° Les types qui résultent des rapports de succession entre les accès ;

4° Appendice. Variabilité dans les caractères.

I. *De l'accès régulier.*

L'accès régulier est un paroxysme composé de trois stades bien accentués et disposés dans un ordre constant. La régularité de l'accès se juge surtout d'après la courbe thermométrique.

A. *Frisson ou froid* (période ascendante). — Les frissons sont annoncés par un malaise, une anxiété, des bâillements, des pandiculations que les malades savent fort bien reconnaître. Nous-même nous avons éprouvé, plus d'une fois, ces phénomènes avant-coureurs du véritable frisson. Le pouls diminue d'amplitude et augmente de fréquence. Ainsi débute ce que les anciens appelaient la *concentration des forces.* Cette concentration est caractérisée physiologiquement par la contraction des vaisseaux artériels. Le sang, refoulé à l'intérieur, s'accumule dans les cavités droites du cœur : les battements cardiaques deviennent plus obscurs, et le système veineux se laisse distendre ; d'où la pâleur générale de la peau et la teinte livide des muqueuses et des ongles. Mais voici le frisson qui commence. C'est généralement dans le dos qu'il se fait ressentir d'abord, ou bien encore il part des extrémités. Les muscles glandulo-pileux se contractent, la peau se ride et présente l'aspect de la chair de poule. C'est le phénomène de l'horripilation. Puis ce sont des claquements de dents, des convulsions quelquefois chez les enfants, fréquemment un tremblement général de tout le corps. Tel est le frisson bien dessiné.

Le pouls et la respiration traduisent à leur façon la contraction périphérique des artères et la congestion du cœur et des gros vaisseaux.

Le pouls se resserre et disparaît presque sous le doigt chez les enfants; il est petit et fréquent chez les adultes. La respiration au plus fort du frisson est courte, oppressée; il semble qu'il y ait comme une constriction de la base du thorax.

La thermométrie en ce moment fournit des résultats des plus remarquables. Nous allons l'exposer d'après un tableau donné par M. Hirtz (dans son art. *Chaleur*). Dans ce tableau, la température axillaire est étudiée comparativement à la température périphérique (prise dans la main) et notée minutieusement de cinq minutes en cinq minutes :

1° *Avant le frisson* (quelques instants ou quelques heures auparavant) la chaleur augmente légèrement, tant à la surface qu'à la profondeur du corps. Une demi-heure avant le frisson, la peau semble un peu plus chaude que d'ordinaire;

2° Au moment où le froid éclate, la température centrale (*axillaire* qui diffère de 1|10 par rapport à celle du rectum) et la température périphérique divergent subitement. A mesure que la courbe de la première s'élève par une sorte de ligne brisée, celle de l'autre tombe rapi-

dement presque en droite ligne et atteint en 35 minutes
(sur le tableau) un minimum de 31°.

Là cesse la divergence entre les deux températures.
Bientôt, en effet, celle de la périphérie se relève par un
mouvement d'ascension presque aussi brusque que celui
de sa chute antérieure et atteint l'axillaire un peu après
le frisson, au moment où celle-ci arrive à son *acmé*. Dé-
sormais réunies, elles ne se sépareront plus. Sur le tableau, le fastigium était à 41° 2, mais il peut être bien
plus élevé : 42° s'observe de temps en temps; 45° a été
vu une fois par Hirtz.

Entre le frisson et la chaleur la plus élevée il y a une
courte période de répit qui coïncide avec le moment où
les deux températures axillaire et périphérique vont se
réunir. C'est le moment où le sang et la chaleur affluant
par bouffées, les organes internes sont un instant sou-
lagés; la chaleur externe est encore modérée. Il y a un
mieux provisoire.

Durée moyenne du stade de frisson : une heure à deux.
Son intensité est proportionnelle à la brusquerie et à l'é-
lévation de la courbe ascendante.

B. *Le stade de chaleur* commence à la fin du stade de
froid et comprend la période d'amélioration passagère
déjà signalée.

Il se caractérise physiologiquement par le relâche-
ment des vaisseaux artériels, d'où la turgescence et la
rougeur de la peau, surtout au visage. Il y a diminution
de la courbature, mais augmentation de la céphalalgie,
de la soif, etc., et des phénomènes d'excitation nerveuse.

Le pouls est fréquent, ample, dur.

La respiration haletante, accélérée.

C'est le moment des congestions passives de la rate, des poumons et des points déclives de la peau, car, comme le fait remarquer Hirtz, si la dilatation des artères permet au cœur surexcité par la chaleur, d'imprimer au pouls des ondulations rapides, la vitesse du cours du sang est réellement diminuée par la parésie temporaire des vaisseaux; d'où l'arrêt des sécrétions (inappétence, soif, etc.) et la stase des viscères gorgés de sang.

C'est surtout par la chaleur fébrile (peau rouge et brûlante, haleine chaude), que les nourrices reconnaissent la fièvre chez les enfants.

Au point de vue de la température, le stade de chaleur est représenté par un état stationnaire de la chaleur fébrile qui présente quelquefois deux points d'élévation séparés par un abaissement insignifiant. Durée moyenne quatre à six heures.

C. *Stade de sueur*. (Défervescence de la température.) — La chute de la température est plus longue que la période d'ascension, elle est en terrasse d'après l'expression de Michael. Sa durée est en général double de la période d'invasion et équivaut en moyenne à trois ou six heures (Jaccoud). Hirtz donne six à dix heures.

Le stade de sueur est annoncé par quelques bouffées de sueur vaporeuse, puis par le retour graduel des sécrétions (la bouche s'humecte, la soif diminue, etc.) et principalement par l'apparition d'une sueur chaude et abondante qui, la défervescence une fois commencée, la hâte par la réfrigération cutanée que produit son évaporation.

Le pouls réflète ce bien-être; il est souple, ample et a une certaine tendance à se ralentir. Le cœur n'est plus tumultueux et la respiration est calme.

Durée totale de l'accès. En moyenne huit à dix heures.

Heure de l'accès. — « En général le paroxysme tombe entre *midi et minuit*, souvent dans la matinée, rarement dans l'après-midi , moins encore le soir. » Hirtz, etc. Gintrac, d'après l'analyse de 3,071 cas de fièvre intermittente consignés à la clinique de Bordeaux, admet que les types quotidien et tierce affectent de préférence l'après-midi, (de midi à six heures du soir). Vient ensuite la soirée pour le type tierce (six heures du soir à minuit, et la matinée pour le type quotidien, (de six heures du matin à midi).

Cette comparaison nous a semblé très-utile ; elle prouve que l'heure de l'accès n'a rien d'absolu et varie selon les pays.

Toutefois, l'opinion généralement admise veut que la matinée soit réservée aux fièvres intermittentes légitimes. En tout cas, les fièvres symptomatiques sont rares le matin ou ne s'y maintiennent pas.

II. *Apyrexie.*

L'apyrexie véritable s'établit, le thermomètre en main. Pour qu'elle mérite cette qualification il faut que la température moyenne du sujet, sa normale , soit observée entre deux accès. Rarement la température est hyponormale.

L'apyrexie est apparente quand la sueur est peu abondante , et se produit difficilement. Cette intermission apparente s'annonce :

1° Tantôt par les symptômes subjectifs d'un soulagement considérable ;

2ᵉ Tantôt par la disparition de phénomènes plus sensibles ;

3° Tantôt enfin par la présence de quelques phénomènes critiques , diminution de la chaleur , du pouls , sueurs, etc.

Le thermomètre peut , même dans ce cas, démontrer que la rémission n'est pas complète, qu'elle est de courte durée et traversée de fréquentes exacerbations. (Hirtz).

Au point de vue symptomatique, l'intermission des fièvres pseudo-intermittentes est rarement franche. Dans beaucoup de cas le pouls est un peu *irrégulier* , il y a de la pâleur, de la lassitude, un léger embarras gastrique qui tient surtout à la constitution saisonnière, enfin une disposition à la céphalalgie, avec une certaine sensibilité au froid. Cette apyrexie non franche se rencontre dans la fièvre typhoïde à début intermittent.

L'apyrexie bien constatée, avec des troubles légers, est un des meilleurs caractères essentiels de la fièvre palustre.

III. *Types.*

Les types ont pour fondement le retour de l'accès à jour fixe, à une heure déterminée à quelque chose près. Nous nous garderons bien de les énumérer.

Le type tierce est le plus fréquent généralement. A Bordeaux, c'est le type quotidien (voir Gintrac, *Pathologie interne*).

Le type quotidien occupe généralement le second rang et atteint surtout les jeunes sujets non imprégnés encore par l'élément paludéen.

Le type quarte est celui des fièvres invétérées comme l'indique la malédiction latine : *Te quarta teneat.*

IV. *Variabilité des caractères précédents compatibles avec une fièvre légitime.*

Ce paragraphe est des plus importants pour le diagnostic. Nous regrettons que le temps qui nous presse ne nous permette pas d'en tracer les principaux traits consignés d'ailleurs dans les ouvrages de pathologie *interne*. (Voir *Mémoires de l'Académie de médecine*, 1843) pour la description d'accès très-courts ne consistant qu'en un sentiment rapide de chaleur puis de sueur et se répétant plusieurs fois en vingt-quatre heures.

Nous recommandons aussi les variations dans la longueur de l'apyrexie qu'on a rangés sous le nom de types antéponent et retardataire.

§ 2. — Diagnostic différentiel de la fièvre palustre légitime avec les fièvres intermittentes symptômatiques.

1° *Par la température et la durée du paroxysme.* — L'évolution de la fièvre palustre dont la période ascendante est de 2 à 3 heures, celle d'état de 4 à 6, et celle de déclin de 6 à 10, ne permette pas de la confondre avec la septicémie, la pneumonie, etc., qui affectent un type rapide, car dans ces derniers affections la période ascendante est bien plus longue (12 à 36 heures).

On ne pourrait confondre la fièvre palustre qu'avec une fièvre éphémère. Cependant, si d'un côté le début est sans prodromes et le frisson léger ou manquant tout à fait; si, d'autre part, la respiration est assez calme, et que la fièvre, au lieu de cesser après 8 à 12 heures comme cela a lieu le plus souvent dans la fièvre intermittente, se prolonge 18, 20 heures, le diagnostic pourra se faire. La fièvre éphémère est la fièvre des jeunes sujets.

2° *Par l'apyrexie*. — L'apyrexie franche appartient de droit à la fièvre légitime.

Il n'y a guère que les fièvres à grands accès irréguliers (pyohémique, urinémique, septicémique, coliques hépatiques) et la fièvre hectique chronique qui présentent de ces intermissions où la témpérature descend jusqu'à la normale ou au-dessous. Mais, si l'on veut s'en tenir aux observations que nous avons données en parlant de ces pyrexies, on verra que rarement l'apyrexie est franche. Le pouls est fréquent, il est mou, dépressible. Quelquefois il y a du vertige, de la perte de sommeil. Tous ces symptômes devront tenir en éveil. Il n'y a que la fièvre chronique où l'apyrexie pourrait tromper.

Le diagnostic se précisera davantage par la recherche des symptômes de ces différentes maladies. La difficulté la plus grande souvent consiste en ce qu'on ne songe pas à leur possibilité.

3° *Par la marche de la maladie*. — Le plus souvent les fièvres symptomatiques présentent :

1° Irrégularité dans l'accès (les trois stades peuvent manquer chacun isolément) ;

2° Irrégularité dans la périodicité de ces accès (accès à longues périodes);

3° Absence de courbe à direction régulière, assez fréquemment.

4° *Par l'heure de l'accès*. — Les fièvres symptomatiques se présentent rarement dans la matinée ou, si cela arrive, ce n'est pas périodiquement, c'est par accès isolés et elles ne s'y maintiennent pas.

5° *Gonflement de la rate.* — Est un très-bon signe pour diagnostiquer une fièvre palustre chez un enfant, et même chez un adulte si la fièvre est légitime, mais il n'est pas constant au début, et surtout dans les fièvres pernicieuses.

6° Le sulfate de quinine et le quinquina éclaireront le diagnostic dans les cas douteux.

BIBLIOGRAPHIE.

Fièvres intermittentes symptomatiques.
§ I. Dans les maladies du foie.
Frerichs. — Traité des maladies du foie.
Monneret. — De la congestion non inflammatoire du foie (Société des hôpitaux, 1861).
Luton (de Reims). — Voies biliaires (Dict. de méd. et chir. pratiques).
Magnin. — De quelques accidents de la lithiase biliaire (Thèse de Paris, 1869).
Brochin. — E'at bilieux (Dict. encycl. des sciences méd.).
J. Simon. — Foie (Pathologie, Dict. de méd. et chir. pratiques).
§ II. Dans les maladies des voies urinaires.
Civiale. — Traité de l'affection calculeuse.
Rayer. — Traité des maladies des reins.
Rosenstein. — Traité pratique des maladies du rein (trad. de Labadie-Lagrave).
Guérard (Union méd., 1869).
Thèses suivantes de Paris :
Mauvais. — De la fièvre uréthrale (1860).
De Saint-Germain. — Id.   (1861).
A. Malherbe. — De la fièvre urémique (1872).
Girard. — De la résorption urineuse et de la fièvre urémique (1873).
§ III. Dans les maladies de la rate.
Grisolle. — Congestion de la rate, etc.
G. Peltier. — Pathologie de la rate.
§ IV. Maladies des voies respiratoires.
Delourmel. — (Arch. de méd., avril 1829.)
Corne. — (Trib. méd., 1871.)
Rapports sur les maladies régnantes, 1869 à 1872 (Besnier, Bucquoy, etc.).
Dartigolles. — Fièvre catarrhale (Thèse de Paris, 1873).
Bergeron. — De l'affection catarrhale (Thèse d'agrég., 1872).
Gintrac. — Art. Grippe. Dict. de méd. et de chir. pratiques.
Brochin. — Catarrhe. Dict. encycl. des sciences méd.

Füster. — Monographie clinique de l'affection catarrhale, 1861.

Grisolle. — Traité de la pneumonie.

Marcé, Rousseau. — (Journal de la Loire-Inférieure, t. XXI.)

Saillard. — Fièvre pernicieuse pneumonique (Thèse de Paris, 1860).

N***. — Pneumonie intermittente (Thèse de Paris, 1870).

Armaingaud. — Des fièvres intermittentes pneumoniques (Union méd., 1871).

Godinat. — Fièvres intermittentes et pneumonies intermittentes (Thèse de Paris, 1872).

Frison. — De la pneumonie rémittente (Mém. de méd. milit., t. XVII).

Grasset. — Des accidents pulmonaires d'origine paludéenne (Thèse de Montpellier, 1873).

Woillez. — Congestion pulmonaire (Archives de méd., 1866).

§ V. — Septicémie. Hecticité.

Beal. — Fièvre traumatique (Thèse de Paris, 1869).

Trouessard. — Fièvre traumatique (Thèse de Paris, 1870).

Lucas-Championnière. — Fièvre traumatique (Thèse d'agrég. 1872).

Wunderlich. — De la température du corps dans les maladies (trad. de Labadie-Lagrave, 1872).

Eudes. — De la fièvre hectique (Thèse de Montpellier, 1871).

A. Jagueneau. — De la phthisie commençante (Thèse de Paris, 1873).

Hirtz. — Art. Chaleur, Fièvre, fièvre hectique (Dict. de méd. et de chir. pratiques).

§ VI. — Fièvres intermittentes paludéennes.

Grisolle, Jaccoud, Gintrac, ect. — Traité de pathologie interne.

Hirtz. — Fièvres intermittentes (Dict. de méd. et de chir. pratiques, 1874).

(Voir ce dernier article pour la bibliographie des fièvres intermittentes.

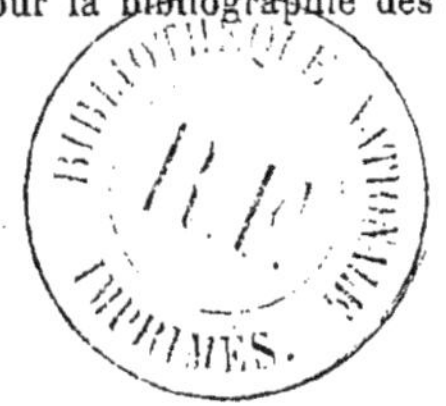

A. Parent, imprimeur de la Faculté de Médecine, rue Mr-le-Prince, 31

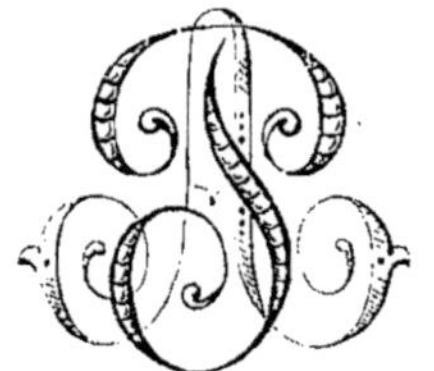